A mia moglie

Sommario

Prefazione 1
INTRODUZIONE - ASPETTI GENERALI SULLA CANNABIS ... 3
Legalizzazione della Cannabis 4
Classificazione dei Cannabinoidi 6
LA CANNABIS SATIVA L. 9
Ciclo Vitale: dal Seme al raccolto 10
I Cannabinoidi 13
I PRINCIPI ATTIVI E LA LORO BIOSINTESI 17
Il Δ-9-Tetraidrocannabinolo (THC) 18
Il Cannabidiolo (CBD) 19
La Δ-9-Tetraidrocannabivarina (THCV) 20
Il Cannabicromene (CBC) 22
Il Cannabigerolo (CBG) 22
L'acido Cannabigerolico (CBGA) 23
Analisi quantitativa e qualitativa 31
I RECETTORI 33
Caratteri generali 34
I CB1 36
I CB2 39
Altri recettori secondari: il GPR55 41
Il TRPV1 44
Il GPR119 47
Premessa agli studi in esame 52
EFFICACIA E SICUREZZA DEL CBD E DEL THCV NEI PARAMETRI GLICEMICI E LIPIDICI IN PAZIENTI CON

DIABETE DI TIPO 2: STUDIO PILOTA RANDOMIZZATO IN DOPPIO CIECO CONTROLLATO CON PLACEBO A GRUPPI PARALLELI 53

Introduzione al primo lavoro 54

    Criteri di inclusione e lavoro svolto 54

    Scopo dello studio e valutazioni 56

    Metodi statistici 59

    Risultati 60

        Lipidi 61

        Controllo Glicemico 64

        Funzione Vascolare 65

        Adipochine 65

        Marcatori di infiammazione 65

        Ormoni intestinali 65

        Peso corporeo 66

        Adiposità viscerale e TG nel fegato 66

        Appetito 66

        PGIC – CGIC 67

        Endocannabinoidi 67

        Analisi post hoc nel gruppo THCV 67

        Sicurezza 68

    Gli effetti di THCV, CBD e THCV/CBD 69

    Conclusioni 73

    Considerazioni finali 73

LA CANNABIS SATIVA L. (VAR. INDICA) MOSTRA EFFETTI EPATOPROTETTIVI MODULANDO IL PROFILO LIPIDICO EPATICO MITIGANDO LA GLUCONEOGENESI E LA

DISFUNZIONE COLINERGICA IN CASO DI DANNO EPATICO OSSIDATIVO 75
Introduzione al secondo lavoro 76
    Scopo dello studio 77
    Materiali utilizzati 78
    Metodologie di studio 80
    Metodologie di analisi 80
    Analisi statistica 83
    Risultati e discussione 83
    Sintesi dello studio 96
    Conclusioni 97

Δ9-TETRAIDROCANNABIVARINA: COMMENTI SUL POTENZIALE BENEFICIO TERAPEUTICO PER LA GESTIONE DELL'OBESITÀ E DEL DIABETE 99
Introduzione al terzo lavoro 100
    In sintesi 100
    Lavoro svolto 101
    Metodologia utilizzata per la stesura del lavoro 103
    Analisi del THCV 104
    Conclusioni 111

ESTRAZIONE DEI PRINCIPI ATTIVI 113
    FM1 ed FM2 114
    Estrazione dei principi attivi 114
    Estrazione con solventi organici 117
    Estrazione attraverso idrocarburi 119
    Estrazione con fluidi supercritici 120
    Altri metodi di estrazione: estratto secco 124

Estratti concentrati: il Kief.. 124

Il Dry Sieve 125

Il Rosin... 126

Estrazione con acqua o ghiaccio 128

E-liquid con alte concentrazioni di CBD 128

Conclusioni 130

FARMACOCINETICA E METODI DI SOMMINISTRAZIONE 131

Introduzione 132

Farmacocinetica 132

Forme farmaceutiche e somministrazione 137

Assunzione mediante inalazione 139

Assunzione per via orale 140

Assunzione per via sublinguale 141

Assunzione per via topica 142

Somministrazione per via oculare 143

Somministrazione mediante supposte 144

Conclusioni 145

Appendice 147

Postfazione 153

Ringraziamenti 155

Glossario 157

Bibliografia 163

Prefazione

È stata pubblicata un'ampia abbondanza di libri sul tema della *Cannabis sativa L*, la maggior parte dei quali è di natura generica e mancanti di rigore scientifico. Questi testi fornisco dettagli approssimativi e ambigui rispetto all'uso della *Cannabis sativa L* in differenti tipi di patologie e condizioni mediche. Lo scopo di questo libro è pertanto quello di presentare un testo scientifico che fornisca informazioni ai non addetti ai lavori, come a personale specializzato (farmacisti, biologi, medici), riguardante l'utilizzo di questa pianta e delle sue eccezionali proprietà terapeutiche in modo da comprendere i vari aspetti che la rendono una risorsa così preziosa. Esplorando i risultati dei ricercatori scientifici che hanno utilizzato la *Cannabis sativa L* come trattamento terapeutico, vogliamo mostrarvi i suoi vantaggi e le potenziali applicazioni nell'ambito del Diabete mellito di tipo 2 e dello stress ossidativo che accompagna tale patologia.
Secondo le ultime indicazioni della International Diabetes Federation, nel 2019, a circa 463 milioni di persone è stato diagnosticato il Diabete mellito in tutto il mondo. Questo numero continuerà a salire rispettivamente a 587 milioni di individui entro il 2030 e a 700 milioni di individui entro il 2045. Dal momento che tale patologia cresce a livello mondiale così rapidamente, c'è un urgente bisogno di trattamenti multiuso facilmente disponibili con effetti collaterali avversi bassi o assenti. Il Diabete mellito di tipo 2 è una malattia cronica che si verifica a causa di un controllo inadeguato della glicemia nel tempo ed è una causa ben nota di invecchiamento precoce, che porta ad una significativa riduzione dell'aspettativa di vita nei pazienti. Il mancato controllo della glicemia porta a una serie di complicanze come un aumento dello stress ossidativo, infiammazioni ricorrenti, aterosclerosi, nefropatia, neuropatia e retinopatia. Ad oggi numerosi studi scientifici (che in parte presentiamo in questo libro) documentano numerosi effetti antidiabetici della *Cannabis sativa L*, sia in animali modello che nell'uomo.

In particolare, una ricerca condotta dall'American Alliance for Medical Cannabis (AAMC)* ha suggerito che la *Cannabis sativa L* può aiutare: a regolare la glicemia, abbassare l'infiammazione caratteristica dei pazienti con diabete, previene l'infiammazione dei nervi e alleviare il dolore della neuropatia – la complicanza più comune del diabete – stimolando i recettori cutanei. Inoltre, uno studio condotto nel 2016 ha rilevato che il delta-9-tetraidrocannabinolo e il cannabidiolo, hanno ridotto i livelli di glucosio nel sangue e aumentato la produzione di insulina nelle persone con diabete di tipo 2, indicando un "nuovo agente terapeutico per il controllo glicemico". Si evince che è significativamente aumentato l'interesse per le potenziali proprietà terapeutiche di questa pianta nell'ambito del Diabete mellito di tipo 2.

Alcuni fitocannabinoidi, estratti dalla *Cannabis sativa L*, possono esercitare effetti antidiabetici attraverso la modulazione diretta del sistema endocannabinoide (ECS), mentre altri fitocannabinoidi lavorano in sinergia con terpeni e flavonoidi per mitigare il diabete attraverso potenti effetti antiossidanti, antinfiammatori e antidiabetici.

Di conseguenza, a causa della probabile incidenza di effetti sinergici negli estratti di cannabis, sembra che gli estratti di cannabis con un alto contenuto di componenti antidiabetici potrebbero avere un potenziale eccezionale per il trattamento del diabete e delle sue problematiche. Pertanto, sono necessari ulteriori studi per esaminare gli estratti di cannabis contenenti vari metaboliti per trovare quelli più efficaci per il trattamento della resistenza all'insulina, del diabete e di altre singole complicanze legate a tale patologia.

Nel frattempo che la ricerca scientifica va avanti nei sui studi, questo libro cercherà di fare chiarezza dando indicazioni specifiche e scientifiche sull'uso della *Cannabis sativa L* nel trattamento del Diabete mellito di tipo 2 e nelle sue complicanze in modo agevole e con un linguaggio accessibile anche ai non professionisti.

Sara Baldelli

Professore Associato presso il Dipartimento di Scienze Umane e di Promozione della Qualità della Vita dell'Università San Raffaele Roma per il settore scientifico disciplinare

INTRODUZIONE - ASPETTI GENERALI SULLA CANNABIS

Legalizzazione della Cannabis

La questione relativa alla legalizzazione della cannabis in Italia e nel mondo, è un tema attuale con radici profonde, come le dispute fra movimenti pro-legalizzazione che risultano esserne a favore contro movimenti anti-legalizzazione che rimangono fermi sulle proprie posizioni contrarie.

Fatto certo è che gli effetti benefici (proprietà antinfiammatorie, antidolorifiche anticonvulsivanti etc.) relativi all'assunzione di cannabinoidi da parte di pazienti affetti da disturbi neuropsichiatrici e da patologie degenerative (sclerosi multipla, morbo di Parkinson) risultano essere noti già dagli anni 70 (fig. 1). Lunghe lotte politiche e sociali ancor oggi sono in essere, ma qualcosa lentamente sta cambiando, sia perché iniziano a cadere certi tabù legati all'uso dei cannabinoidi, sia per il fatto che nuovi studi hanno evidenziato che gli effetti benefici ottenuti dal loro utilizzo, vanno oltre le problematiche neuropsichiatriche.

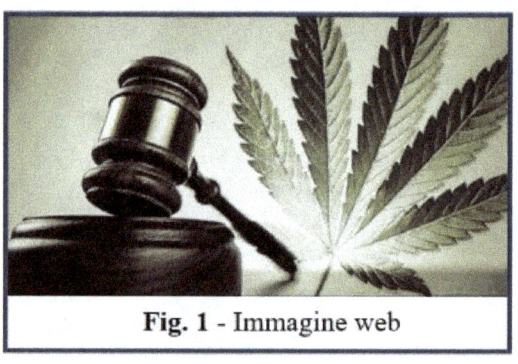

Fig. 1 - Immagine web

In Italia si comincia ad aprire uno spiraglio relativo all'utilizzo di cannabinoidi a scopo terapeutico, parlando di parziale legalizzazione (demonizzandone comunque l'uso ricreativo), durante i primi anni 2000, ma solo nel 2016 con la legge 242 (Disposizioni per la coltivazione, la produzione e la vendita di cannabis sativa L.), il governo Italiano ha disciplinato ed autorizzato le coltivazioni di Cannabis sativa L. per uso tecnico, di biomassa o industriale, ovviamente con tutte una serie di restrizioni descritte nel decreto legge stesso, uno per tutti quello dell'obbligo di coltivazioni di varietà iscritte nel catalogo europeo delle piante agricole (Complemento 2023/1 (Testo rilevante ai fini del SEE) 2023/C 33/01) e, che contenesse una percentuale di THC compresa fra lo 0,2% e lo 0,6% [1]; discorso completamente differente per il CBD*, altro principio attivo della Cannabis sativa L. il quale non è considerato una sostanza stupefacente, ed ad affermarlo è stata una sentenza della Corte di Giustizia Europea diffusa per mezzo del un comunicato stampa n 141/2020 del 19 novembre 2020 [2], a seguito di un esame della Commissione Europea la quale sostiene che questa sostanza non risulta essere un narcotico, quindi gli stati membri non ne possono vietare la commercializzazione, possono solo limitarla motivando tale limitazione come *"tutela della salute pubblica"*.

Quindi il THC, uno dei principi attivi contenuti nella cannabis che esamineremo nel dettaglio sia a livello chimico che biomolecolare, risulta essere il responsabile principale che marca la sottile linea che differenzia una cannabis legale da una illegale.

Attualmente i decreti legge che disciplinano la legalizzazione (o non) della cannabis in Italia sono il già citato 242/2016 ed il recentissimo decreto HHC del 13 luglio 2023 nel quale vengono aggiornate le tabelle relative all'indicazione di sostanze stupefacenti e psicotrope [3] e, nello specifico l'inserimento dell'esaidrocannabinolo (HHC), l'esoidrocannabinolo acetato (HHC acetato) e l'esaidrocannabiforolo (HHC-P) che risultano essere comunque tutti cannabinoidi sintetici infatti, benché l'HHC sia presente in piccolissime concentrazioni nel polline e nei semi della canapa, quella che si trova in commercio non è naturale ma viene prodotta chimicamente in laboratorio mediante idrogenazione del THC, quindi queste sostanze sono ben lontane dall'essere naturali estratti dalla Cannabis sativa L. essendo inoltre indiscutibilmente utilizzate per usi non terapeutici.

Classificazione dei Cannabinoidi

I cannabinoidi sono classificabili chimicamente come *"terpenofenoli"**, composti con struttura molecolare a 21 atomi di carbonio. Una prima classificazione molto semplificativa di essi può essere fatta suddividendoli in composti naturali e sintetici. I composti naturali a loro volta possono essere suddivisi in: **Fitocannabinoidi** ovvero i cannabinoidi estratti dalla Cannabis sativa L. e da varianti fenotipiche di essa, quindi composti naturali vegetali i cui più importanti sono i già citati THC, CBD, CBN, come anche il THCV che esamineremo nel dettaglio in seguito; e gli **Endocannabinoidi** ovvero i composti prodotti dall'organismo umano, che comprendono i ligandi endogeni dei recettori per i cannabinoidi, nello specifico si tratta di composti naturali ad attività cannabiomimetica che legandosi a specifici recettori, agiscono come messaggeri controllando il movimento e la percezione, oltre ad avere un'azione antinfiammatoria,

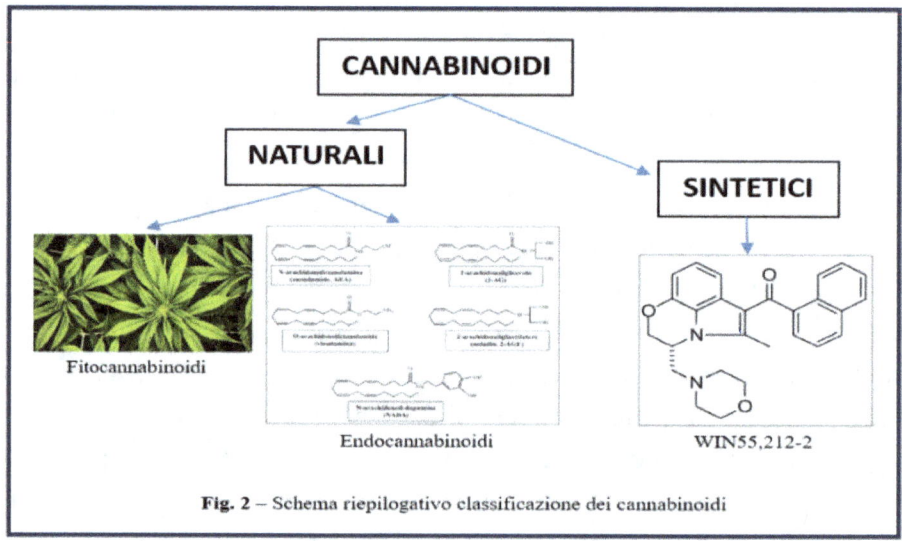

Fig. 2 – Schema riepilogativo classificazione dei cannabinoidi

immunosoppressiva ed antidolorifica; i più conosciuti sono: *anandamide* (arachidonoiletanolamina, ANA); *arachidonoilglicerolo* (2-arachidonoilglicerolo, 2-AG); *2-arachidonilglyceril etere* (noladin etere); *O-arachidonoil-etanolamina* (virodamina); infine i

cannabinoidi sintetici che risultano essere sintetizzati in laboratorio e sono stati classificati tali data la loro somiglianza con i fitocannabinoidi, sono dei veri e propri agonisti sintetici dei recettori CB1* e CB2*, ricordiamo fra essi il già citato HHC come anche l'LSD o il WIN55,212-2 (fig. 2).

Finalità della Ricerca

Lo scopo di questo lavoro è quello di esaminare dal punto di vista chimico e biochimico i principali principi attivi della *Cannabis sativa L.* dimostrando, mediante una dettagliata descrizione di alcuni lavori scientifici pubblicati negli ultimi anni, come l'utilizzo della cannabis ad uso terapeutico, oltre ad essere efficace ed utilizzata per le svariate patologie conosciute (che vanno dal dolore oncologico, alla sclerosi multipla, alle lesioni del midollo osseo, ai pazienti con malattie neurodegenerative come l'Alzheimer o il Parkinson, ai pazienti affetti da AIDS fino alla sindrome di Tourette), può essere utilizzata anche da pazienti con malattie metaboliche e diabete mellito e, come essa agisce anche sullo stress ossidativo.

In questo libro verranno esaminati i principi attivi della *Cannabis sativa L.* come il Δ-9-Tetraidrocannabinolo (THC), il cannabidiolo (CBD), la Δ-9-Tetraidrocannabivarina (THCV) di recente scoperta, il cannabicromene (CBC), il cannabigerolo (CBG*) ed infine l'acido cannabigerolico; verranno dapprima esaminati dal punto di vista chimico, la loro sintesi nella pianta, per poi passare ad una dettagliata descrizione delle cellule bersaglio, quali sono i recettori principali, dove si trovano e come agiscono a livello biochimico.

A seguire, verranno presi in esame alcuni lavori scientifici di recente pubblicazione riguardanti gli effetti che questi principi attivi (con particolare attenzione sul THCV), hanno su pazienti affetti da malattie metaboliche e diabete mellito, descrivendone nel dettaglio risultati e conclusioni; nello specifico inoltre verranno esposte e commentate alcune pubblicazioni relative agli effetti che hanno i cannabinoidi sullo stress ossidativo e come agiscono sulla gluconeogenesi;

Infine verranno affrontati i vari metodi utilizzati per la loro estrazione, un accenno alla farmacocinetica per concludere con una dettagliata descrizione riguardante le modalità di assunzione e come queste influiscono più o meno sugli effetti degli stessi.

LA CANNABIS SATIVA L.

Ciclo Vitale: dal Seme al raccolto

Cominciamo questo lavoro con una breve descrizione del ciclo vitale della pianta. La pianta di cannabis sativa L. è una pianta alquanto robusta, quindi è in grado di crescere su diversi tipi di climi e terreni. Ovviamente bisogna attenersi a regole ben precise e attenzionare quelli che sono alcuni elementi fondamentali per la sua crescita e quindi ottenere un buon risultato. Per prima cosa bisogna scegliere il seme più adatto alle nostre esigenze, infatti come specificheremo in seguito, il seme fa la differenza fra un prodotto legale e uno non legale, è proprio il seme il diretto responsabile delle variazioni proporzionali fra i diversi principi attivi (fig. 3). Esistono semi che produrranno piante con più alto contenuto di THC piuttosto che di CDB, o viceversa, semi che produrranno piante con solo CBD ed una bassissima, quasi nulla percentuale di THC.

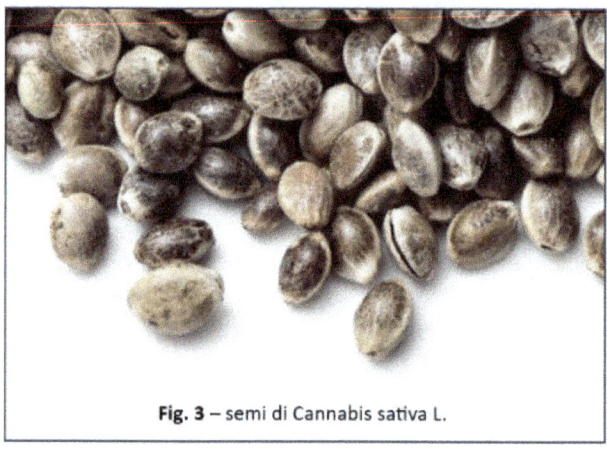

Fig. 3 – semi di Cannabis sativa L.

Uno degli elementi fondamentali per la coltivazione della pianta di cannabis è proprio il terreno che deve risultare ben areato, principalmente sabbioso bilanciando giuste dosi di sostanza organica e sali minerali e con un pH leggermente alcalino compreso fra 7 e 7,5, in ogni caso, sempre superiore a 6. È comunque possibile coltivarla in aeroponica o meglio in idroponica.

Altro elemento fondamentale è l'acqua: la pianta di cannabis è notoriamente "assetata" d'acqua. La coltivazione richiede grandi quantità di acqua che va ad integrare quella piovana se la coltivazione avviene in un terreno all'aperto.

La temperatura è uno degli elementi fondamentali per la crescita della pianta e benché essa sia una pianta molto resistente, riuscendo a sopravvivere in ambienti sia caldi che freddi, situazioni estreme possono stressare la pianta al punto di comprometterne la crescita, interrompendola e facendola entrare in una fase di inerzia, una sorta di *"modalità sopravvivenza"*; ciò accade solo se la pianta rimane a temperature troppo alte o basse per lunghi periodi di tempo. La temperatura ideale per una rigogliosa crescita è di 27 °C

La luce è un altro elemento fondamentale da tenere in considerazione per una crescita vegetativa sana, infatti le piante necessitano di 12 ore di luce e 12 di buio.

Per quanto riguarda l'umidità, altro elemento essenziale, c'è da fare un distinguo: se la coltivazione è all'aperto, questo parametro non può essere regolato e la pianta si troverà in balìa del clima. C'è però da dire che le variazioni di umidità renderanno la pianta decisamente forte in quanto riuscirà ad adattarsi alle condizioni mutevoli del clima stesso; la coltivazione al chiuso invece risulta essere importantissima per tutto il ciclo vitale della pianta ed il parametro umidità può essere sia misurato che regolato con apposite attrezzature (umidificatori).

Avendo così fatto una panoramica degli elementi essenziali per una corretta coltivazione, passiamo a quella che è la descrizione delle varie fasi di crescita.

La germinazione del seme (fig. 4) è la prima fase, quella meno critica, infatti predisponendo le giuste condizioni di acqua, temperatura e umidità si riesce senza alcun problema ad ottenere una germinazione ottimale. Per la germinazione esistono svariate metodologie come ad esempio quelle di immergere direttamente i semi in acqua arricchita con enzimi per poi trasferirli nel terreno, oppure direttamente nel terreno, oppure nelle serre di germinazione, come anche nei vasetti di lana di roccia. Di importanza fondamentale è controllare acqua, temperatura, umidità e buio.

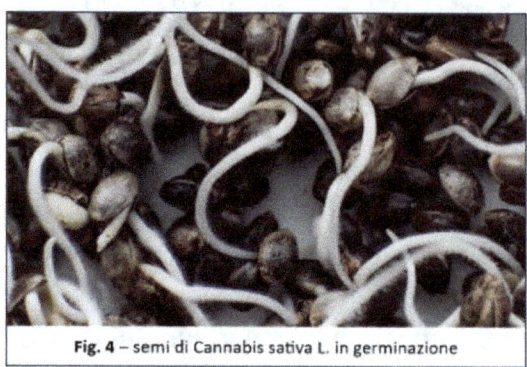

Fig. 4 – semi di Cannabis sativa L. in germinazione

Una volta avvenuta la germinazione, iniziano a spuntare i primi cotiledoni e la pianta inizia a fare fotosintesi (fig. 5). È qui che risulta di fondamentale importanza l'alternarsi di ore di buio e luce. La pianta inizia così il suo metabolismo ed inizia la fase vegetativa che l'accompagnerà per la maggior parte del proprio ciclo vitale.

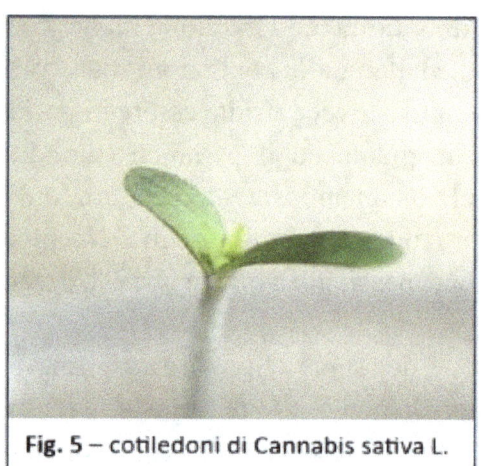

Fig. 5 – cotiledoni di Cannabis sativa L.

Il ciclo vitale della pianta si conclude con la fioritura (fig. 6). Cominciano così a spuntare le disposizioni floreali. Questa fase risulta essere fra le più delicate del ciclo. Esistono due tipologie di piante, le APD (Absolute Photo Determinate) e le piante autofiorenti. Le prime sono piante che seguono le regolazioni di un ormone sensibile alla luce il PGR (Plant Growth Regulators) che, quando è attivo, ne impedisce la fioritura (queste piante inizieranno la fase di fioritura nel periodo in cui le notti diventano più lunghe disattivando così l'azione dell'ormone PGR*).

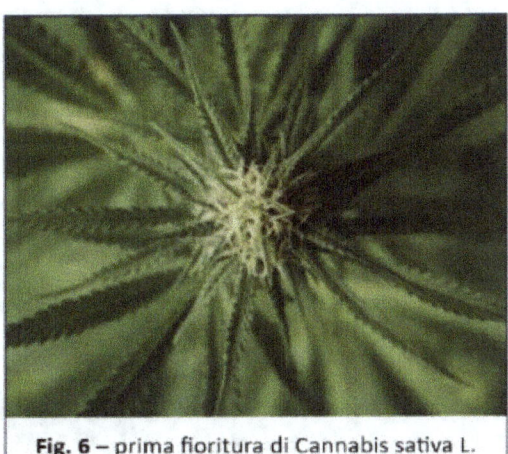

Fig. 6 – prima fioritura di Cannabis sativa L.

Le piante autofiorenti sono invece quelle nelle quali l'ormone risulta essere dipendente dall'età della pianta. In alcune specie, anche dopo appena due settimane dalla germinazione, la pianta interrompe la produzione dell'ormone iniziando la fase di fioritura indipendentemente dalle ore di luce.

I Cannabinoidi

La sintesi dei cannabinoidi avviene nei tricomi delle piante di cannabis. I tricomi sono delle escrescenze microscopiche simili a peli presenti nell'epidermide della pianta stessa; essi si possono suddividere in due grandi classi sulla base della loro capacità a produrre metaboliti: i non ghiandolari e i ghiandolari.

I primi svolgono principalmente una funzione di protezione della pianta, sono simili a peli più o meno appuntiti e sono presenti nelle parti inferiori e superiori delle foglie; i tricomi ghiandolari invece producono una resina nella quale viene immagazzinata una grande quantità di metaboliti secondari come i cannabinoidi anch'essi prodotti nei tricomi stessi.

I cannabinoidi vengono principalmente prodotti da particolari tricomi chiamati *captato-peduncolati* (data la loro somiglianza a piccoli funghi); misurano circa 400 micron (fig. 7).

Benché le piante di cannabis siano dioiche, ovvero presentino i due sessi, i cannabinoidi vengono principalmente prodotti nelle piante con gameti femminili e nello specifico nelle infiorescenze che presentano numerosissimi tricomi ghiandolari [9].

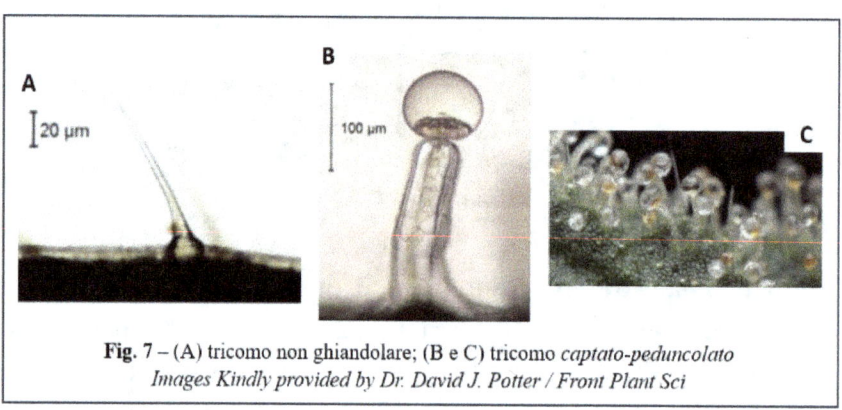

Fig. 7 – (A) tricomo non ghiandolare; (B e C) tricomo *captato-peduncolato*
Images Kindly provided by Dr. David J. Potter / Front Plant Sci

La raccolta delle infiorescenze per ottenere la massima resa di cannabinoidi, deve avvenire in momenti specifici del ciclo vitale della pianta.

Un occhio allenato riesce a pianificarne la raccolta ottenendone il risultato più appropriato alle proprie esigenze di utilizzo.

Sono proprio i tricomi a determinare ed indicare il periodo esatto per la raccolta.

La presenza di tricomi trasparenti ad esempio, indica che la pianta non risulta essere ancora pronta per il raccolto in quanto la percentuale di cannabinoidi prodotti è ancora molto bassa.

Se all'esame di una lente da gioielliere o, meglio, di un microscopio, i tricomi apparissero opachi (ovvero abbiano perso la loro trasparenza), la pianta si troverà in un momento del proprio ciclo vitale in cui vi sarà massima produzione di resina e di conseguenza anche di cannabinoidi che a questo stadio producono un alto effetto a livello cerebrale.

Con il passare dei giorni, i tricomi iniziano a cambiare colore e nella pianta è possibile osservarne di misti: alcuni opachi, altri con un colore tendente all'ambrato. A questo punto del ciclo vitale della pianta i livelli di THC iniziano a diminuire.

L'assunzione di cannabinoidi a questo stadio di sviluppo della pianta porta ad ottenere degli effetti sia a livello cerebrale che fisico. Infine, l'ultimo stadio si ha quando il colore dei tricomi risulta essere totalmente ambrato e i livelli di cannabinoidi presenti si sono già ridotti notevolmente.

L'assunzione a questo stadio di sviluppo della pianta, porta un effetto di rilassamento e stordimento fisico (fig. 8).

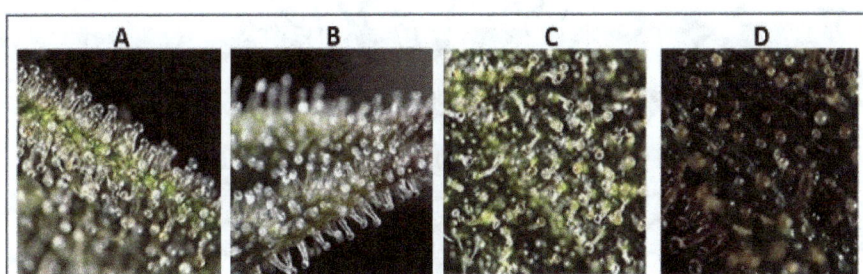

Fig. 8 – (A) tricomi trasparenti; (B) tricomi opachi; (C) tricomi misti; (D) tricomi ambrati
Immagine web by zamnesia

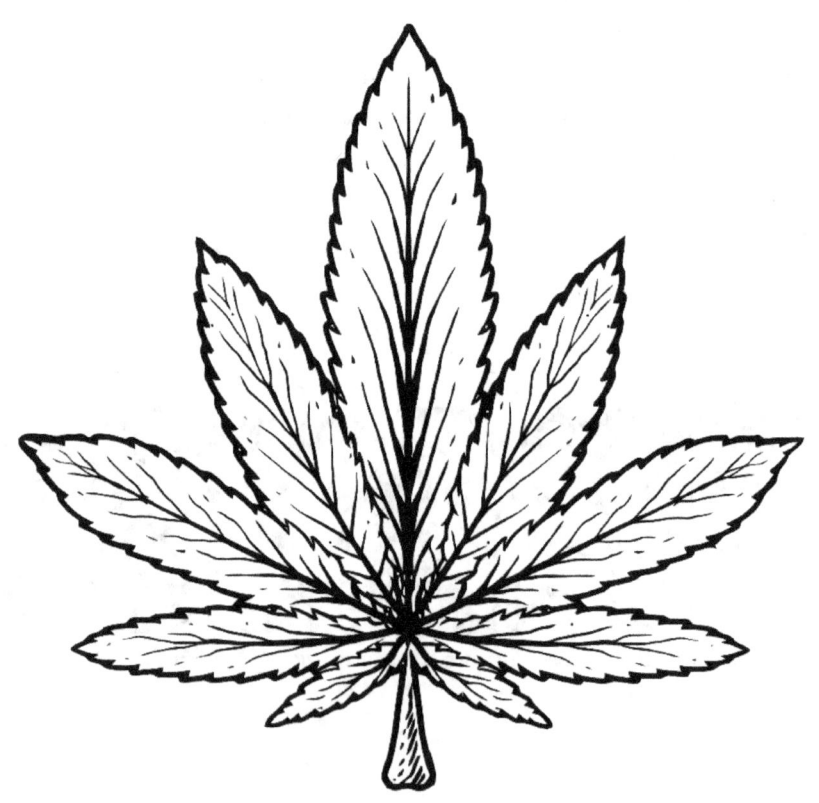

I PRINCIPI ATTIVI E LA LORO BIOSINTESI

Il Δ-9-Tetraidrocannabinolo (THC)

Il Δ-9-tetraidrocannabinolo o THC è considerato il capostipite ed il principale composto psicoattivo della famiglia dei fitocannabinoidi oltre ad esserne il più noto insieme al suo isomero CBD.

Chimicamente come già detto in precedenza è possibile classificarlo come un *terpenoide*, ovvero un composto organico la cui funzione è quella di conferire ad esso una particolare e distinguibile profumazione; risulta essere costituito da una struttura a 21 atomi di carbonio, infatti la sua formula bruta o molecolare è: $C_{21}H_{30}O_2$ (fig. 9).

Presenta una massa molecolare di 314.47 g/mol ed un aspetto viscoso, oleoso di colore marroncino sotto forma di cristalli. Ha una bassissima solubilità in acqua (2,8 mg/mL a 23 °C), una proprietà tossicologica DL_{50}* di 1270 mg/Kg ed un punto di ebollizione di 200 °C.

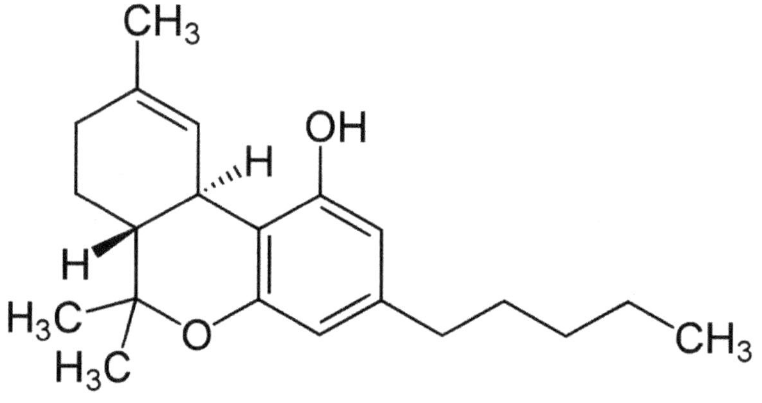

Fig. 9 - formula di struttura del Δ-9-tetraidrocannabinolo

Presenta inoltre un elevato numero di isomeri il cui più noto risulta essere quello con la forma (-)-trans-Δ-9-tetraidrocannabinolo conosciuto con il nome di Dronabinol [4-5] (fig. 10).

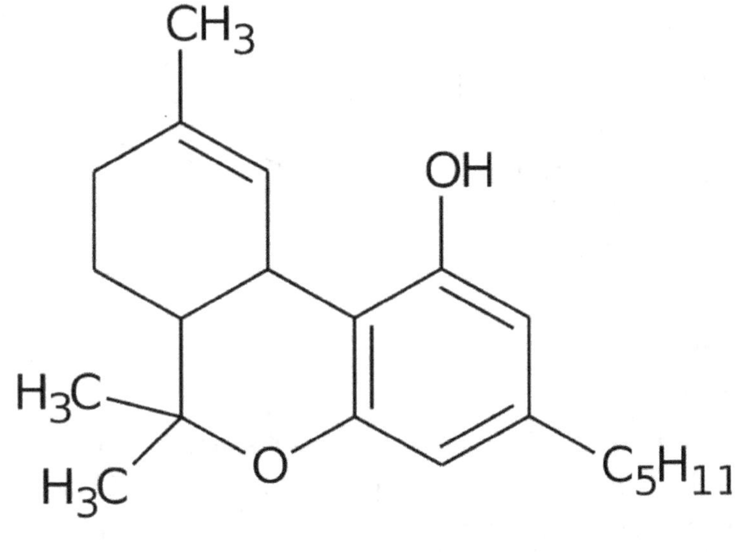

Fig. 10 – formula di struttura dell'isomero (-)-trans-Δ-9-tetraidrocannabinolo (Dronabinol)

Il Cannabidiolo (CBD)

Come già accennato in precedenza il cannabidiolo non produce effetti psicotropi, tanto da non essere considerata una sostanza stupefacente. Dal punto di vista chimico è un isomero del THC, infatti ne presenta la stessa formula molecolare $C_{21}H_{30}O_2$. La denominazione chimica completa è: (-)-trans-cannabidiolo o Δ2-cannabidiolo.

Quando si parla di CBD ci si riferisce all'isomero naturale estratto dalla pianta di cannabis sativa L.[6], ovvero l'enantiomero (-)-CBD il quale presenta un doppio legame in posizione 2 dell'anello benzenico (fig. 11); l'enantiomero (+)CBD è invece un cannabidiolo di sintesi i cui effetti sono stati poco studiati.

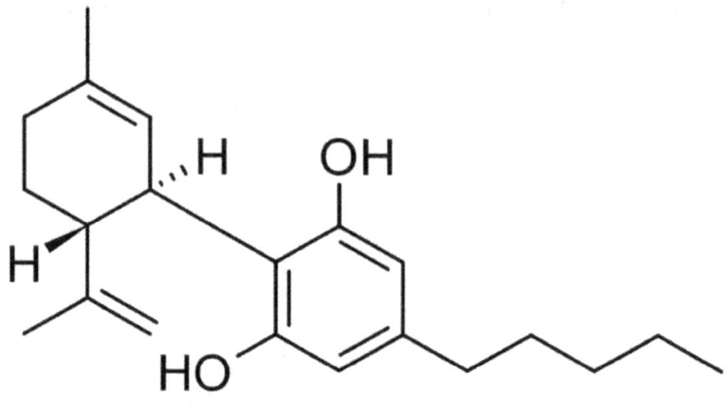

Fig. 11 – formula di struttura del Δ2-cannabidiolo o CBD

Il CBD è insolubile in acqua e tossicologicamente presenta un DL_{50}* di 50 mg/kg.

Negli studi condotti su roditori, il CBD ha dimostrato avere diversi effetti desiderabili in contesti di iperglicemia, principalmente grazie alle sue proprietà anti-infiammatorie e antiossidanti. In modelli animali di obesità, come nei topi ob/ob* (geneticamente predisposti all'obesità), il trattamento con 3 mg/kg di CBD per 4 settimane ha portato a un aumento del 55% delle concentrazioni di HDL-C e a una riduzione del colesterolo totale superiore al 25% (dati inediti). Inoltre, la stessa dose ha mostrato la capacità di ridurre i trigliceridi nel fegato, aumentare sia il glicogeno epatico che la concentrazione di adiponectina. Altri studi sugli animali suggeriscono che il CBD possa modulare la risposta cardiovascolare allo stress

La Δ-9-Tetraidrocannabivarina (THCV)

Un altro principio attivo presente nella Cannabis sativa L. è la Δ-9-tetraidrocannabivarina o THCV. Di questo principio attivo ad oggi sappiamo ben poco in quanto poco studiato benché sia stato scoperto già nel 1971. Sappiamo comunque che gioca un ruolo molto importante in farmacologia, infatti risulta essere un potente antagonista dell'*anandamide** (fig. 12) un cannabinoide endogeno (già accennato nell'introduzione) e che questo antagonismo venga proprio esercitato sui recettori SEC (recettori che compongono il sistema endocannabinoide e di cui ci occuperemo più avanti) e nello specifico il CB1 ed il CB2.

La formula molecolare del THCV è: $C_{19}H_{26}O_2$ il nome completo IUPAC* è *(6aS,10aS)-6,6,9-trimetil-3-propil-6a,7,8,10a-tetraidro-6Hbenzo[c]cromen-1-olo* (fig. 13); presenta una massa molecolare di 286,41g/mol. Questo principio attivo risulterà essere il protagonista principale di alcuni studi riportati in questo lavoro riguardanti proprio patologie metaboliche e diabete mellito

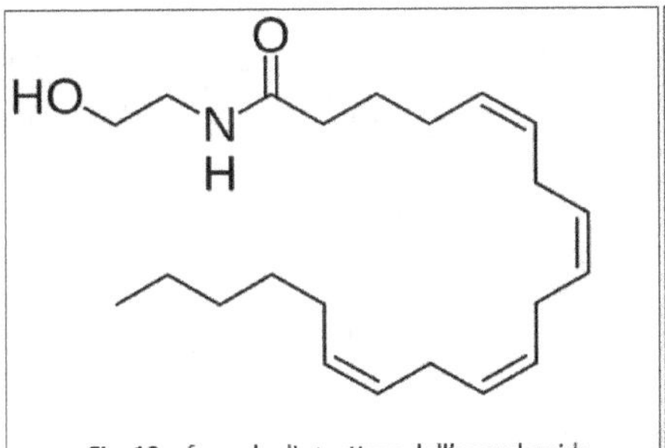

Fig. 12 – formula di struttura dell'anandamide

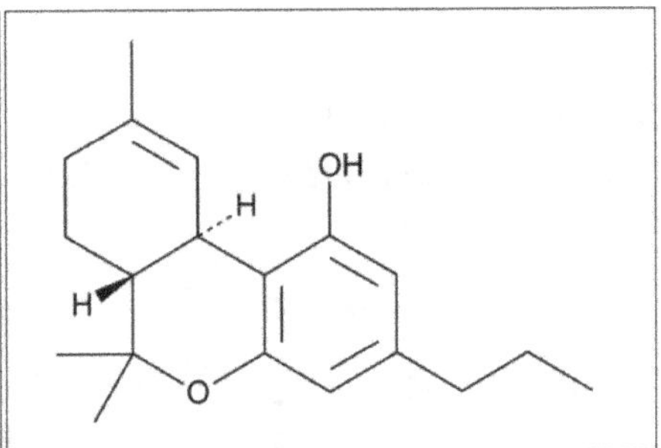

Fig. 13 – formula di struttura della Δ-9-tetraidrocannabivarina (THCV)

La Δ9-tetraidrocannabivarin (THCV) è un analogo naturalmente presente del THC, ma con effetti farmacologici differenti. Si ritiene che agisca sia come agonista che antagonista neutrale del CB1/CB2, con un possibile effetto dose-dipendente, manifestando agonismo a dosi elevate e antagonismo a dosi basse. Tuttavia, le evidenze di agonismo del CB1 in vivo sono limitate rispetto agli effetti osservati in vivo del THC a dosi simili. Altri siti bersaglio includono GPR55* e canali potenziali transitori.

Il Cannabicromene (CBC)

Il cannabicromene o CBC è un altro fitocannabinoide presente nella Cannabis sativa L. e presenta una formula di struttura molto simile agli altri fitocannabinoidi (fig. 14). Anch'esso è un isomero del THC, quindi, presenta la stessa formula molecolare $C_{21}H_{30}O_2$; ha una massa di 314.46 g/mol ed il nome IUPAC completo è *2-Metil-2(4-metil-3-enil)-7-pentil-5-cromenolo*. Come il CBD anch'esso non risulta scritto sui registri degli stupefacenti, ma anche se poco studiato se ne conoscono i benefici terapeutici, infatti è responsabile degli effetti antinfiammatori, amplifica gli effetti analgesici degli altri cannabinoidi, ed ha anche proprietà antivirali testato su SARS-Cov-2 risultati di uno studio effettuato nel 2022: "Identification of SARS-CoV-2 Main Protease Inhibitors from a Library of Minor Cannabinoids by Biochemical Inhibition Assay and Surface Plasmon Resonance Characterized Binding Affinity" [7]

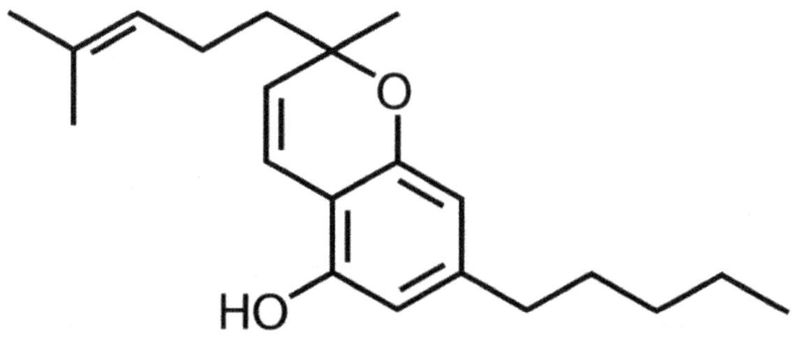

Fig. 14 – formula di struttura del cannabicromene (CBC)

Il Cannabigerolo (CBG)

Il cannabigerolo o CBG è anch'esso un fitocannabinoide che non presenta proprietà psicotrope. Risulta essere fra i cannabinoidi ancora poco conosciuti. Questo è stato poco studiato in quanto, benché durante la fioritura la sua concentrazione sia decisamente alta, dopo l'essiccazione della pianta, la percentuale di CBG scende sotto l'1%.

Si pensa comunque che possa avere potenziali effetti terapeutici come gli altri cannabinoidi che non presentano effetti psicotropi.

Chimicamente, la sua formula di struttura (fig. 15) è una *resorcina* (altro nome per definire il meta diidrossibenzene) che presenta in posizione 5 dell'anello un sostituente n. pentilico e sulla posizione 2 dell'anello un sostituente 3,7-dimetil-2,6-ottadienilico. La sua formula molecolare è $C_{21}H_{32}O_2$ e presenta una massa atomica di 316,49 g/mol.

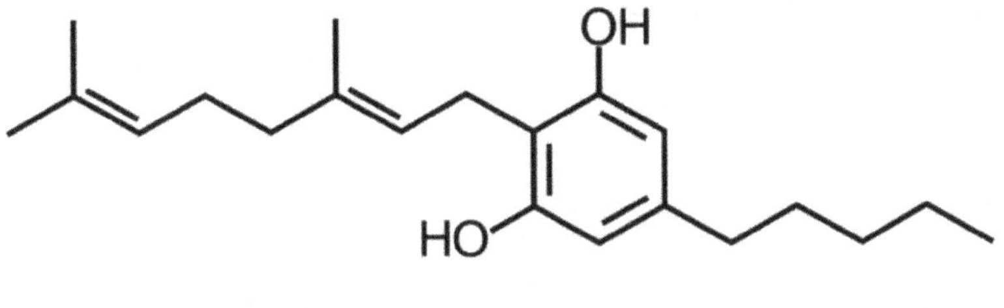

Fig. 15 – formula di struttura del cannabigerolo (CBG)

L'acido Cannabigerolico (CBGA)

L'acido Cannabigerolico (CBGA) è considerato il capostipite di tutti i cannabinoidi, infatti gioca un ruolo chiave nella loro sintesi. La sua formula di struttura è molto simile a quella del cannabigerolo o CBG il quale risulta esserne il diretto discendente. A differenza degli altri cannabinoidi che agiscono sui recettori CB1 e CB2, il CBGA agisce direttamente inibendo l'azione dell'enzima ciclossigensi-2 (COX-2), infatti la sua formula di struttura (fig. 16) è paragonabile a quella di alcuni farmaci antinfiammatori (FANS) come l'ibuprofene e, poiché gli enzimi COX-2 sono associabili a flogosi, avendo un effetto inibitorio su questi recettori, conseguentemente il CBGA ha un effetto antinfiammatorio al pari dei FANS* [8]. Il nome IUPAC completo è *Acido 3-[(2E)-3,7-Dimetyilocta-2.6-dien-1-yl]-2.4-diidrossi-6-*

pentibenzoico. La sua formula molecolare è $C_{22}H_{32}O_4$ e presenta una massa atomica di 360,494 g/mol^{-1}. Ultimamente è stato molto attenzionato oltre che per le proprietà già descritte, anche per il fatto che risulta utile nelle terapie anticonvulsivanti nella sindrome di Dravet, inoltre è stato effettuato uno studio nel 2022 da ricercatori dell'Oregon State University e dell'Oregon Health & Scienze University dal quale si evince che il CBGA potrebbe prevenire l'infezione da SARS-CoV-2 varianti alfa e beta, come mostrato in figura 16A-B; i risultati esposti di uno studio effettuato nel 2022: "Identification of SARS-CoV-2 Main Protease Inhibitors from a Library of Minor Cannabinoids by Biochemical Inhibition Assay and Surface Plasmon Resonance Characterized Binding Affinity" [7].

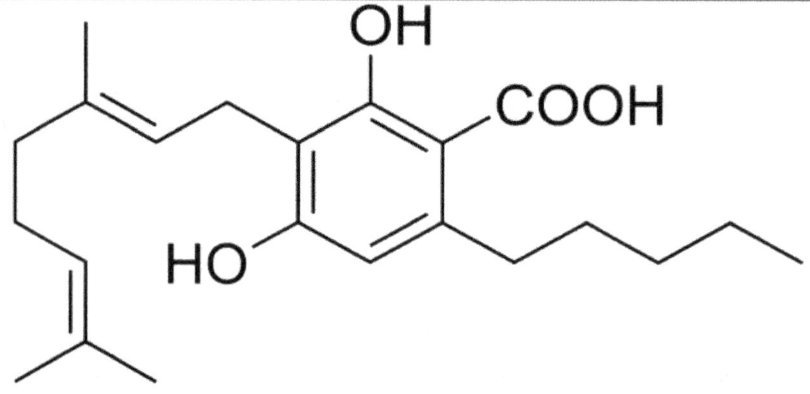

Fig. 16 – formula di struttura dell'acido cannabigerolico (CBGA)

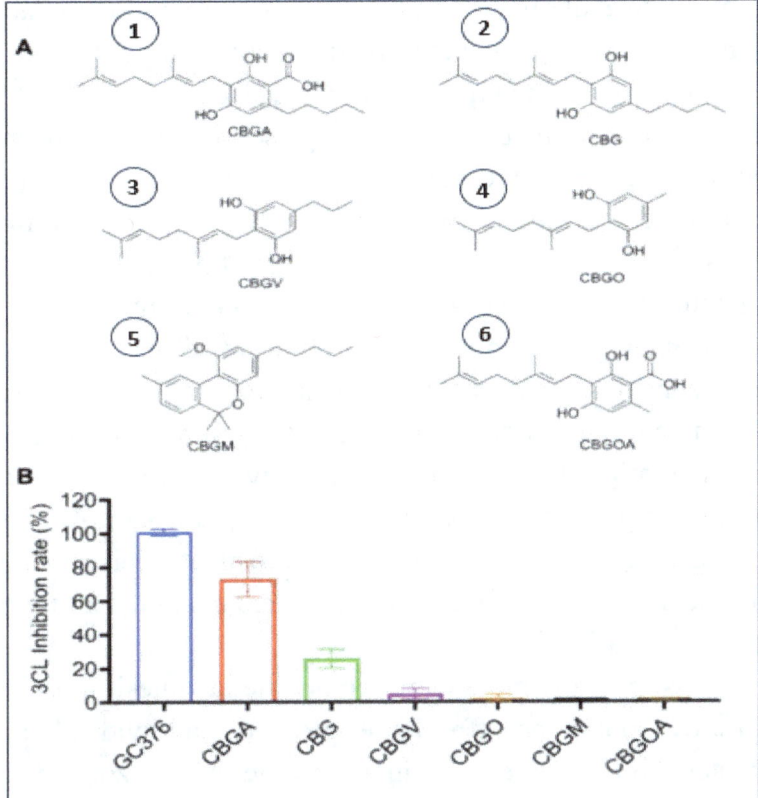

Fig. 16A-B - strutture chimiche dei cannabinoidi di tipo CBG (A1 – A2 – A3 – A4 – A5 – A6) e il loro effetto inibitorio l'attività di SARS-CoV-2 Mpro (B). Questi cannabinoidi sono stati testati ad una concentrazione di 10 M con il test di inibizione di SARS-CoV-2 Mpro marcato con MBP. GC376 è stato utilizzato come controllo positivo. Fonte: "Identification of SARS-CoV-2 Main Protease Inhibitors from a Library of Minor Cannabinoids by Biochemical Inhibition Assay and Surface Plasmon Resonance Characterized Binding Affinity"

La Biosintesi dei Cannabinoidi

Prima di accingerci all'esposizione di come avviene la sintesi dei cannabinoidi nelle piante di cannabis, per una corretta comprensione, è importante definire il termine *"chemiotipo"*. In botanica questo termine raggruppa tutte quelle piante che, anche se appartengono alla stessa specie, si differenziano per la sintesi e per la composizione chimica dei suoi metaboliti o meglio, ci si riferisce alla variazione chimica all'interno di una specie di pianta dovuta a diversi composti chimici prodotti dalla pianta stessa. In altre parole, due piante della stessa specie possono contenere diversi profili chimici a causa della presenza e delle proporzioni variabili di specifici composti chimici.

Nel caso della cannabis, i chemiotipi sono spesso associati alla presenza e alla quantità di cannabinoidi e terpeni, che sono i principali responsabili degli effetti psicoattivi e delle caratteristiche aromatiche della pianta. La variazione nei chemiotipi può influenzare notevolmente gli effetti sulla salute e il comportamento quando si consuma cannabis. Ci sono diversi chemiotipi di cannabis e, i due principali sono il chemiotipo I ed il chemiotipo II. Il chemiotipo I (THC-dominante) è caratterizzato da una maggiore concentrazione di THC; il chemiotipo II (CBD-dominante) è invece caratterizzato da una concentrazione più elevata di CBD (ciò verrà approfondito in seguito).

Come già descritto in precedenza la biosintesi dei cannabinoidi avviene mediante un insieme di processi enzimatici, all'interno dei tricomi ghiandolari.

Affinché si possa comprendere facilmente la sintesi di tutti questi principi attivi, possiamo affrontarne la stessa, suddividendola in tre diversi step che avvengono principalmente in tre zone differenti sempre all'interno dei tricomi ghiandolari: nel citosol, nei plastidi (organuli presenti nelle cellule vegetali e sede di numerosissime reazioni di sintesi metaboliche) e nelle cavità extracellulari [10].

Il primo step (fig. 17) avviene all'interno del citosol delle cellule secretorie: per opera dell'enzima acil-attivatore 1 (AAE1) viene prodotto l'acido esanoico che legato al coenziama A (CoA) forma l'enoil-CoA che a sua volta si trasforma in acido olivetolico mediante due processi di trasformazione: un processo di allungamento per opera dell'enzima Olivetolo sintasi (OLS) che utilizza il malonil CoA come substrato e fonte di atomi di Carbonio; ed un processo di ciclizzazione che porta alla formazione di un intermedio (un tetrachetide) che a sua volta per azione dell'enzima olivetolico ciclasi (OAC) porta alla sintesi Acido olivetolico (OA) il quale entra all'interno dei plastidi.

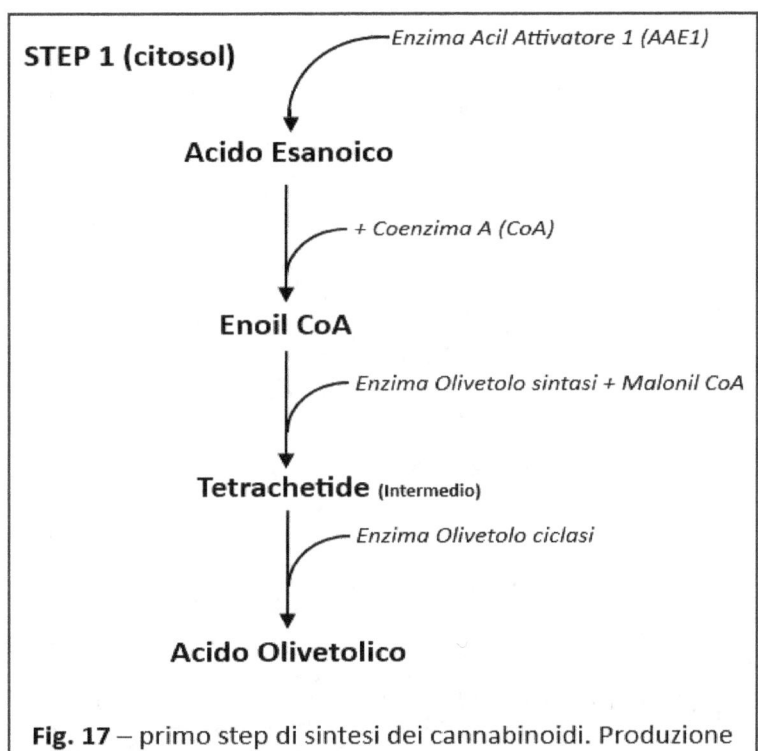

Fig. 17 – primo step di sintesi dei cannabinoidi. Produzione di acido olivetolico nel citosol delle cellule secretrici.

Nel secondo step (fig. 18), all'interno dei plastidi viene sintetizzato il geranil pirofosfato (GPP) che risulta essere un intermedio della via metabolica dell'acido mevalonico nota anche come via del HMG-CoA reduttasi o via del mevalonato nella quale, a partire dall'Acetil Coenzima A vengono sintetizzati una serie di composti quali poli-isoprenoidi e steroli. Per azione dell'enzima acido cannabigerolico sintasi (CBGA sintasi) il geranil pirofosfato (GPP) e l'acido olivetolico (OA) sintetizzano l'acido cannabigerolico (CBGA) che risulta essere il primo cannabinoide prodotto dalla pianta.

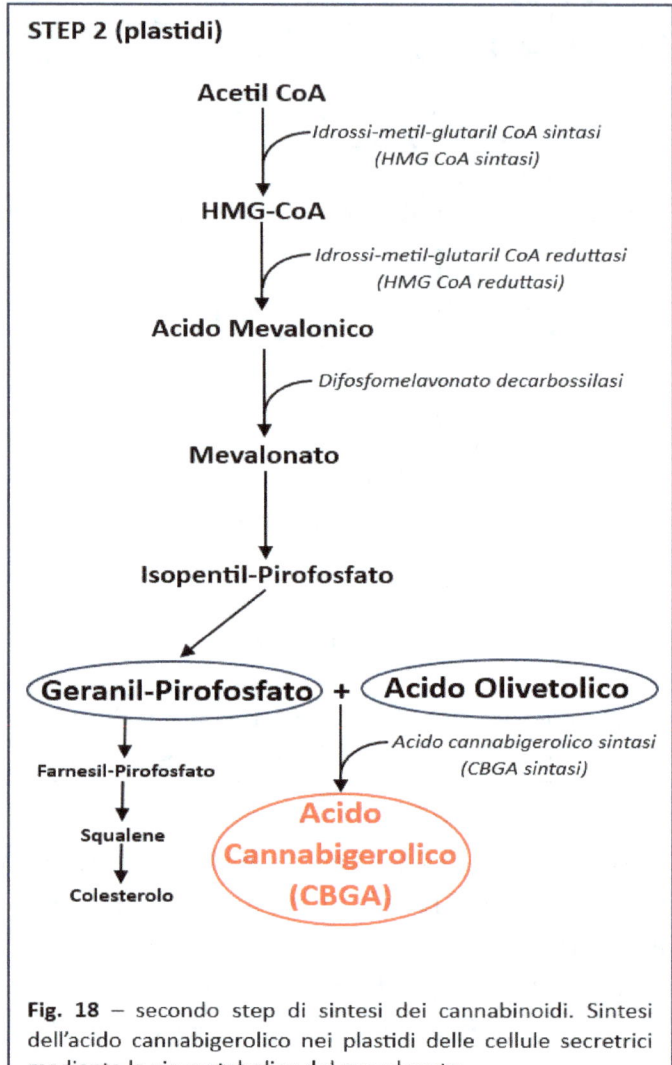

Fig. 18 – secondo step di sintesi dei cannabinoidi. Sintesi dell'acido cannabigerolico nei plastidi delle cellule secretrici mediante la via metabolica del mevalonato

Nel terzo ed ultimo step, l'acido cannabigerolico (CBGA) viene secreto nello spazio extracellulare dove per opera di alcuni enzimi si trasforma in ulteriori intermedi come l'acido tetraidrocannabinolico (THCA) per opera dell'enzima acido tetraidrocannabinolo sintasi (THCA sintasi), oppure in acido cannabidiolico (CBDA) per opera dell'enzima acido cannabidiolo sintasi (CBDA sintasi), od ancora in acido cannabicromenico per opera dell'enzima acido cannabicromene sintasi (CBCA sintasi). Se non agisce nessun enzima (in quanto il genotipo della pianta non lo esprime), l'acido cannabigerolico (CBGA) non passando attraverso nessun processo di conversione, si trasformerà in cannabigerolo (CBG) dopo il raccolto ed a seguito dell'essiccazione della pianta (fig. 19).

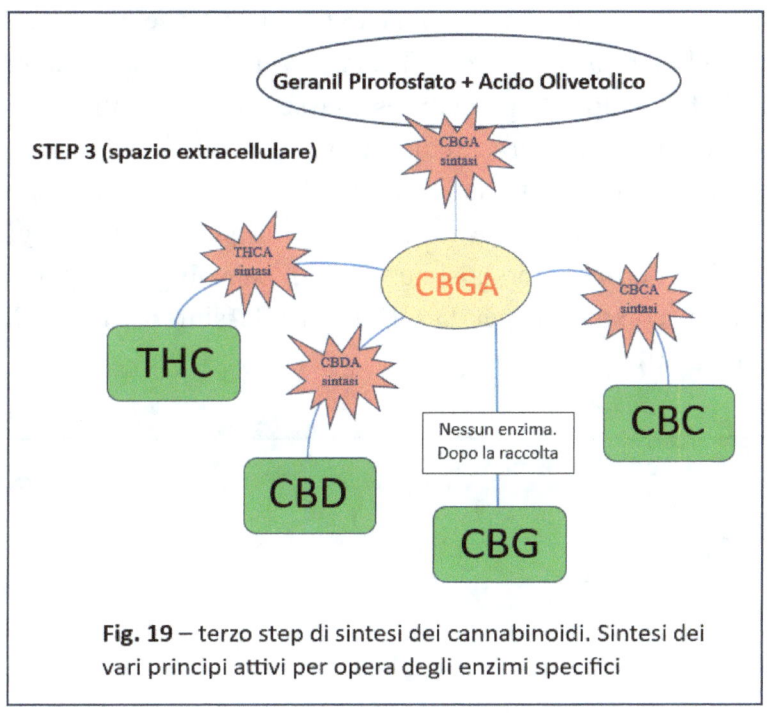

Fig. 19 – terzo step di sintesi dei cannabinoidi. Sintesi dei vari principi attivi per opera degli enzimi specifici

Riassumendo, la sintesi dei cannabinoidi avviene quindi da un unico precursore, immagazzinato sotto forma di acido cannabigerolico il quale, mediante processi di decarbossilazione, si trasforma nei cannabinoidi già descritti precedentemente; per questo motivo è considerato il precursore di tutti i cannabinoidi. Dall'acido cannabigerolico vengono quindi sintetizzati il cannabigerolo (CBG), il Δ-9-tetraidrocannabinolo (THC), il cannabidiolo (CBD) ed il cannabicromene (CBC) mediante reazioni chimiche catalizzate dagli enzimi sintasi ed essiccazione della pianta.

Come già accennato all'inizio, le piante che presentano chemiotipi THC e CBD che vengono regolati da un unico gene chiamato gene B presente in due forme alleliche dominanti: l'allele* B_T (per il THC) e l'allele B_D (per il CBD). Infatti, l'espressione dei due alleli porta una pianta a sintetizzare maggiori quantità di CBD piuttosto che THC o viceversa. Una pianta che presenta un'alta percentuale di THC, presenta un gene i cui alleli hanno carattere B_T/B_T; se presenta il gene B i cui alleli hanno carattere B_D/B_D la percentuale maggiore prodotta sarà di CBD; qualora la pianta presentasse una forma allelica B_T/B_D, questa produrrà una percentuale simile di THC e CBD. Esistono inoltre piante che presentano un allele con carattere dominante chiamato B_0 il quale causa un difetto nella sintesi di tutti gli altri cannabinoidi permettendo la sintesi solo di cannabigerolo (CBG).

Stesso discorso vale per la CBGV per la sintesi di CBDV e di THCV (fig. 20).

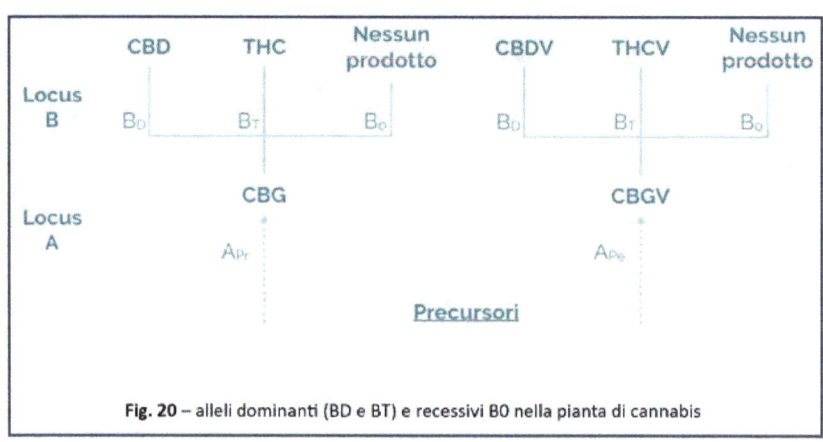

Fig. 20 – alleli dominanti (BD e BT) e recessivi B0 nella pianta di cannabis

Oltre la sintesi dei cannabinoidi più comuni (THC, CBD, CBG, CBC) che, come già visto precedentemente, presentano una catena laterale a 5 atomi di carbonio, esistono cannabinoidi omologhi propilici con una catena laterale a 3 atomi di carbonio come la già descritta Δ-9-tetraidrocannabivarina (THCV) (fig. 21).

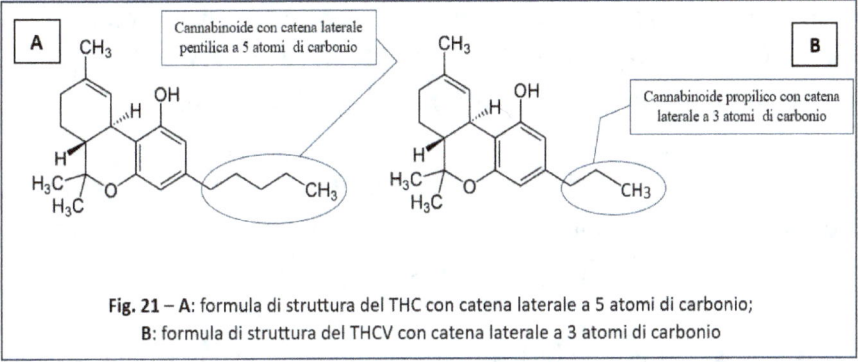

Fig. 21 – A: formula di struttura del THC con catena laterale a 5 atomi di carbonio; B: formula di struttura del THCV con catena laterale a 3 atomi di carbonio

Analisi quantitativa e qualitativa

Le principali tecniche di analisi dei cannabinoidi sono cromatografiche* e, sebbene utilizzino strumenti diversi, condividono la capacità di separare le sostanze in base al loro grado di affinità con un substrato specifico. Tra le apparecchiature analitiche di laboratorio più comuni ci sono la cromatografia ad alte prestazioni (HPLC), la gas-cromatografia (GC) e la cromatografia liquida (LC). Tuttavia, queste strumentazioni, sebbene precise, presentano svantaggi in termini di costo elevato e necessità di personale altamente

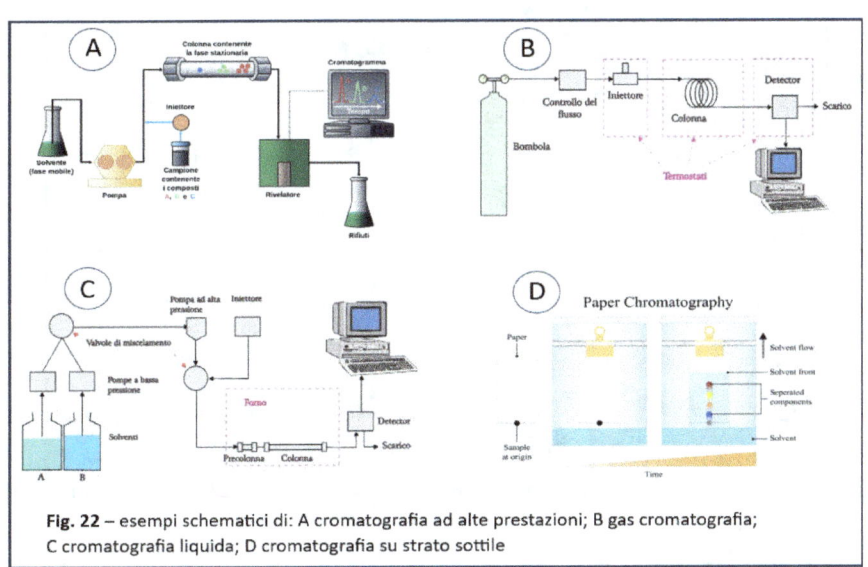

Fig. 22 – esempi schematici di: A cromatografia ad alte prestazioni; B gas cromatografia; C cromatografia liquida; D cromatografia su strato sottile

specializzato. Un'alternativa più accessibile è rappresentata dalla cromatografia su strato sottile (TLC), come i kit portatili AlphaCat, che consentono uno screening iniziale dei cannabinoidi in modo economico (fig. 22).

In alcuni Stati, sono disponibili anche HPLC portatili relativamente affidabili. Recentemente, si è assistito ad un aumento dell'uso di analizzatori portatili in grado di stimare i cannabinoidi totali e i terpeni.

Tali analisi vengono confrontate con un database per identificare lo strain corrispondente al profilo cannabinoidico e terpenico.

Nonostante queste opzioni portatili, è consigliabile affidarsi a laboratori con metodiche analitiche validate per ottenere risultati precisi. Questi laboratori tipicamente eseguono analisi approfondite, che comprendono cannabinoidi e acidi, terpeni, pesticidi, metalli pesanti, aflatossine e idrocarburi policiclici aromatici (IPA), garantendo la sicurezza e la qualità del prodotto finale (fig. 23).

L'evoluzione delle tecnologie analitiche nel settore dei cannabinoidi promette continui progressi per migliorare la precisione e la sicurezza dei test.

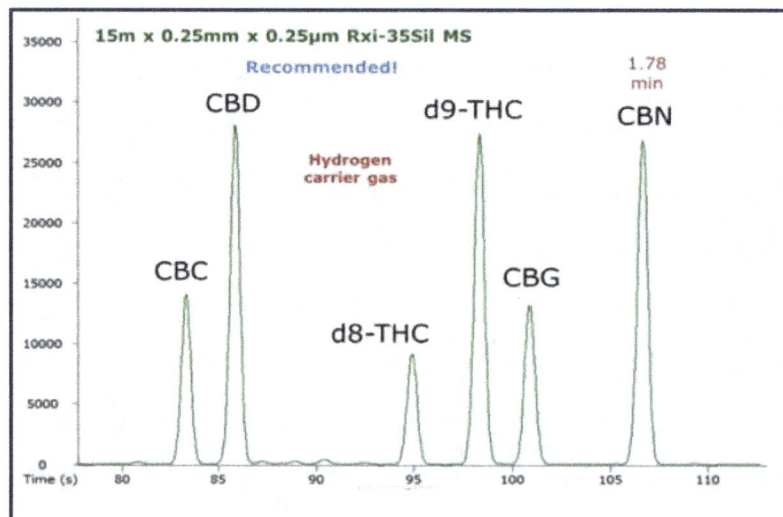

Fig. 23 - esempio di un profilo cromatografico dei principali cannabinoidi

I RECETTORI

Caratteri generali

Attualmente, sono stati identificati due principali tipi di recettori cannabinoidi: il recettore CB1, scoperto nel 1990 e il recettore CB2, individuato nel 1993. Per quanto alcuni ricercatori ipotizzino l'esistenza di un terzo tipo di recettore, tale affermazione non è stata ancora confermata da studi certi.

I due recettori hanno il 44% di identità a livello della sequenza amminoacidica, il CB1 è formato da 472 amminoacidi* mentre il CB2 da 360 (fig. 24).

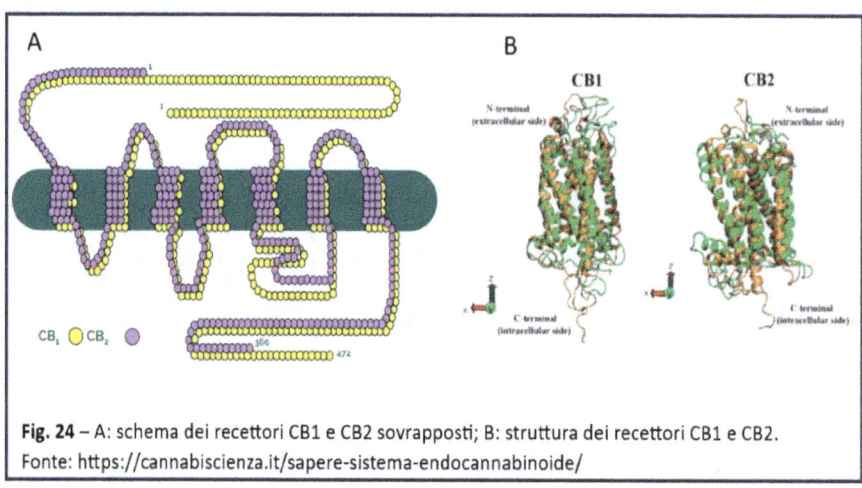

Fig. 24 – A: schema dei recettori CB1 e CB2 sovrapposti; B: struttura dei recettori CB1 e CB2.
Fonte: https://cannabiscienza.it/sapere-sistema-endocannabinoide/

Essi appartengono alla super famiglia di recettori associati a proteine-G (G Protein-coupled Receptors o GPCR). Questi recettori presentano un segmento N-terminale glicosilato nella matrice extracellulare, sette domini ad alfa elica trans-membrana, tre anse extracellulari, tre anse citosoliche e la porzione C-terminale intracellulare. Il sito di legame è localizzato nelle porzioni transmembrana.

Essendo recettori metabotropici (recettori trans-membrana che, se stimolati da un ligando danno il via ad una cascata di reazioni mediate da secondi messaggeri inducendo così la trasduzione di un segnale), sono solitamente accoppiati a proteine di tipo Gi/o, ciò attiva il meccanismo di inattivazione dell'adenilato ciclasi, riducendo i livelli di cAMP e agendo positivamente alla proteina chinasi mitogeno attivata (MAPK*) [11] (fig. 25).

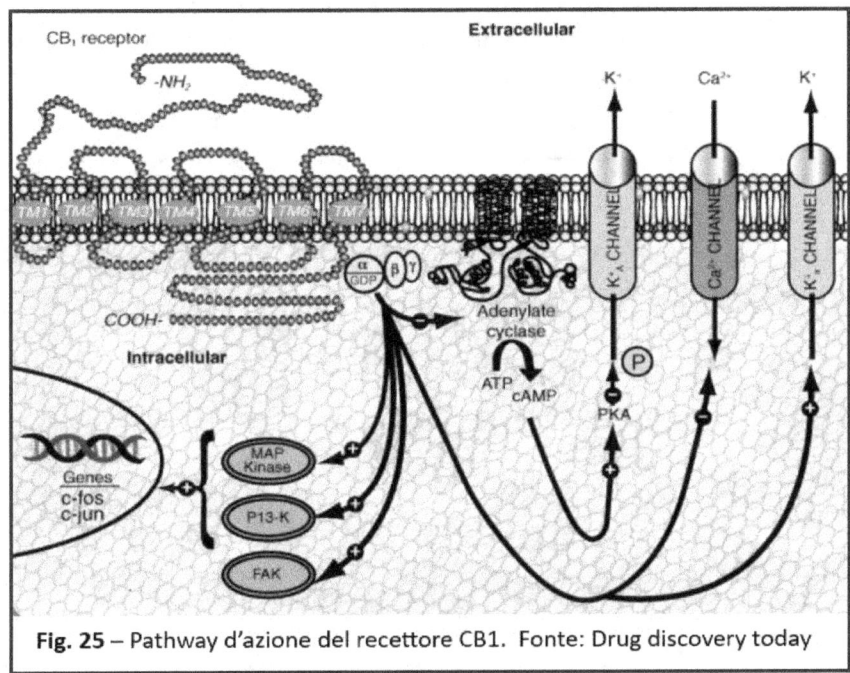

Fig. 25 – Pathway d'azione del recettore CB1. Fonte: Drug discovery today

L'anandamide (AEA) un endocannabinoide agisce come agonista parziale dei recettori degli endocannabinoidi, mostrando maggiore affinità ed efficacia per il CB1 rispetto al CB2.

Il 2-arachidonoiglicerolo (2-AG), anch'esso agonista*, si distingue dall'AEA per la sua elevata affinità per entrambi i recettori, la sua localizzazione del sito di legame si trova nelle porzioni transmembrana ed è simile a quella dell'anandamide.

In conclusione possiamo riassumere dicendo che i cannabinoidi esercitano i loro effetti legandosi a specifici recettori di membrana associati a proteine G. Ciò può inibire l'adenilato ciclasi (AC), attivare PKA, P13-K, AKT e MAPK, aumentare la corrente di ioni K^+ e stimolare la produzione di ceramide (molecole lipidiche). Il trasporto intracellulare dei cannabinoidi avviene attraverso il trasportatore di membrana per gli endocannabinoidi (EMT).

I CB1

I recettori CB1 rappresentano uno dei due principali tipi di recettori dei cannabinoidi all'interno del sistema endocannabinoide* (ECS*), un sistema di segnalazione cellulare responsabile del mantenimento dell'omeostasi nel corpo umano (fig. 26).

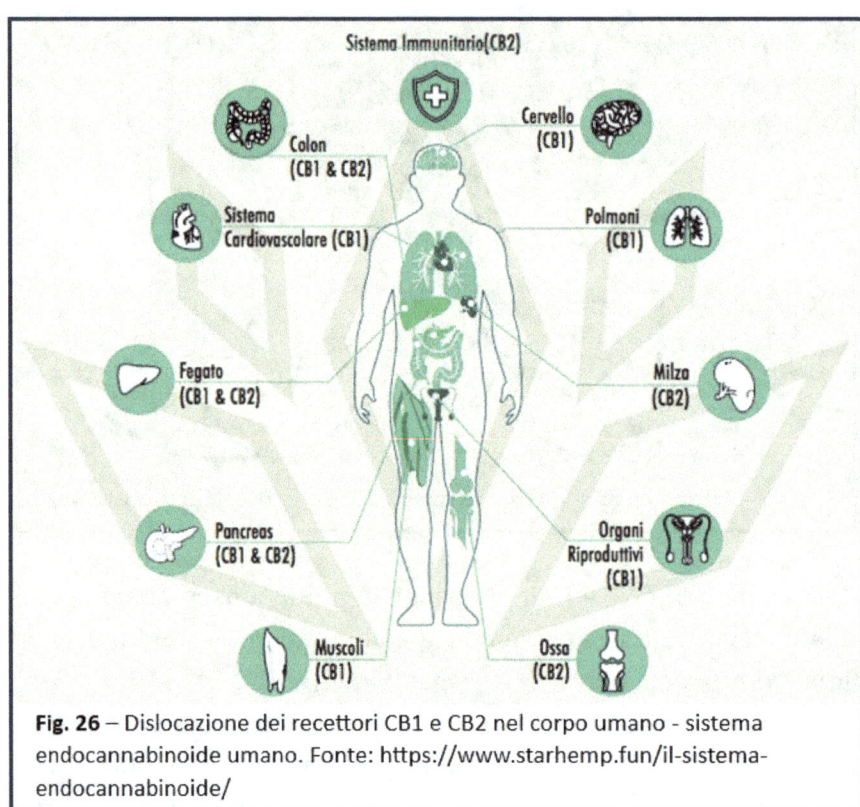

Fig. 26 – Dislocazione dei recettori CB1 e CB2 nel corpo umano - sistema endocannabinoide umano. Fonte: https://www.starhemp.fun/il-sistema-endocannabinoide/

Sono localizzati principalmente nell'encefalo, in particolare nei gangli basali, globus pallidus e substantia nigra, prevalentemente ma non esclusivamente nelle terminazioni nervose centrali e periferiche (soprattutto a livello presinaptico ma anche a livello postsinaptico) dove mediano l'inibizione del rilascio di neurotrasmettitori* (fig. 27).

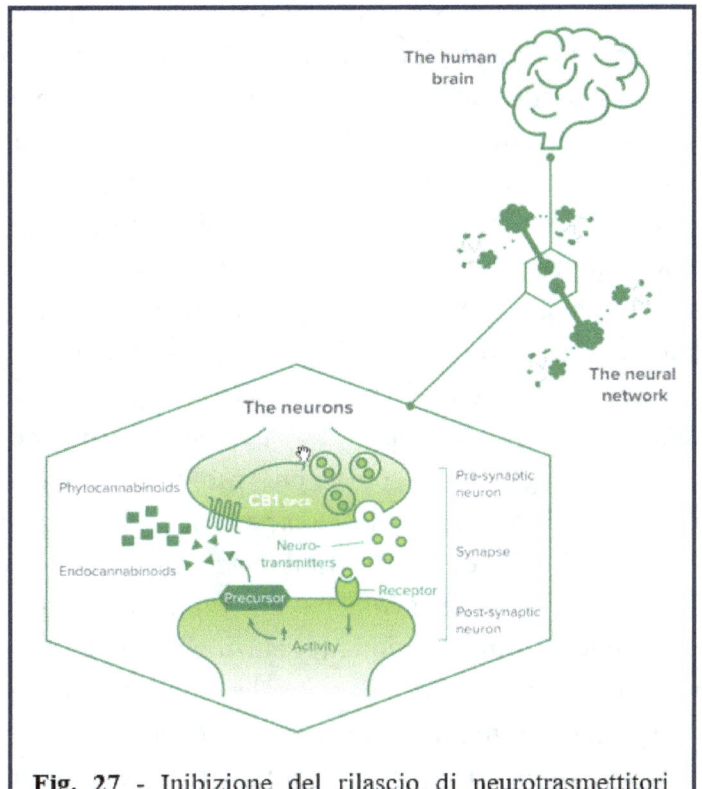

Fig. 27 - Inibizione del rilascio di neurotrasmettitori mediato dai fito ed endocannabinoidi. *Fonte: https://bedrocan.com/it/illustrazione-del-sistema-endocannabinoide/*

La distribuzione nel sistema nervoso centrale di CB1 è in accordo con diversi effetti caratteristici di agonisti di questi recettori come la capacità di produrre ipocinesia e catalessia o di indurre segni di analgesia sia in animali che nell'uomo.

In misura minore, sono presenti anche nel cervelletto, nell'ippocampo, nel nucleo caudato, nel putamen, nell'ipotalamo e nell'amigdala. Si trovano anche, seppur con minore densità, nei polmoni, nel fegato, nei reni e nelle cellule dell'apparato riproduttivo sia maschile che femminile, negli epatociti, negli adipociti, nei muscoli scheletrici e nel pancreas. Non si manifestano nel midollo allungato, responsabile del controllo delle funzioni respiratorie e cardiovascolari (fig. 26).

Tramite l'accoppiamento di tipo Gi/o il CB1 regola l'attività di molte proteine della membrana plasmatica e vie di trasduzione del segnale. Ad esempio l'attivazione dei recettori CB1 presinaptici inibisce i canali del calcio di tipo N e stimola i canali rettificanti del potassio riducendo così la trasmissione sinaptica (fig. 25). Infatti, la stimolazione di questi recettori è associata agli effetti euforizzanti dei cannabinoidi, nonché alle loro azioni antiemetiche, antiossidanti, ipotensive, immunosoppressive, antinfiammatorie, analgesiche, antispastiche e stimolanti dell'appetito. I cannabinoidi, come il THC e il CBD, interagiscono con i recettori CB1 legandosi ad essi o influenzando la produzione e la scomposizione degli endocannabinoidi, giocando così un ruolo fondamentale nel mantenimento dell'equilibrio nel corpo. Si pensa quindi che l'assunzione di THC e CBD, fungendo da antagonisti degli endocannabinoidi, possano svolgere un ruolo fondamentale nel bilancio energetico, influenzando la regolazione della fisiologia degli adipociti. Questa regolazione è cruciale per prevenire squilibri nell'accumulo di energia, obesità e malattie correlate. Numerose ricerche hanno esaminato il ruolo positivo che il recettore CB1 può avere nel gestire l'accumulo eccessivo di grasso corporeo, infatti, l'attivazione di questo recettore stimola l'adipogenesi e la lipogenesi, influendo sulla funzione mitocondriale nell'obesità indotta dalla dieta.

La perdita di peso corporeo indotta dalla somministrazione di antagonisti come il THCV, è principalmente attribuita all'aumento del dispendio energetico, all'attivazione della lipolisi e all'ossidazione degli acidi grassi, quindi, interagendo con gli endocannabinoidi e i cannabinoidi di origine vegetale, come il THC e il CBD, i recettori CB1 mediano i loro effetti su vari processi fisiologici, influenzando il rilascio di neurotrasmettitori, la percezione del dolore, la regolazione dell'appetito, la memoria e l'apprendimento. Disfunzioni nella loro segnalazione sono state associate a condizioni come il dolore cronico, malattie neurodegenerative e disturbi mentali, quindi, i recettori CB1 sono componenti essenziali del sistema endocannabinoide, cruciali per la salute generale. Comprendere la loro struttura e funzione può aiutare nello sviluppare nuove terapie per patologie per le quali ancor oggi non esistono cure definitive. Il campo della ricerca sui cannabinoidi prosegue nella sua evoluzione e la comprensione del sistema endocannabinoide umano (ECS) si espande costantemente all'interno di questa intricata rete biologica. Studi sugli animali mostrano che, in esperimenti controllati, gli animali da laboratorio non si auto-somministrano THC, evidenziando la capacità degli animali stessi di riconoscere gli effetti di intossicazione. L'assunzione cronica di THC porta a una tolleranza rispetto ai sintomi, con una diminuzione degli effetti su umore, memoria, performance cognitive e motorie nel tempo. Questo fenomeno è associato a una desensibilizzazione del recettore cannabinoide o a un'alterazione nella sua interazione con il secondo messaggero.

I CB2

I recettori CB2 emergono come protagonisti fondamentali: essi risultano essere appartenenti alla famiglia dei recettori dei cannabinoidi e sono stati scoperti nel 1993 da un gruppo di scienziati guidati dal biologo Sean Munro. Anche questi recettori sono accoppiati a proteine G (GPCR), ma a differenza dei recettori CB1 che prevalentemente sono localizzati nel cervello, i CB2 si trovano soprattutto nei tessuti periferici e nel sistema immunitario dove regolano il rilascio di citochine e la migrazione delle cellule immunitarie. Recentemente ne sono stati osservati anche nel sistema nervoso centrale, ad esempio nelle cellule della microglia. Nei leucociti si trovano in quest'ordine di espressione: cellule B; "natural killer" (NK); monociti / macrofagi; neutrofili; cellule T CD8+; cellule T CD4+. L'attivazione di questi recettori porta ad un aumento di attività di ERK 1 e 2, una serina-treonina chinasi che, una volta attivata può fosforilare numerosi substrati sia nel citoplasma che nel nucleo e ciò determina la migrazione delle cellule immunitarie e il cambiamento di espressione genica (fig. 28).

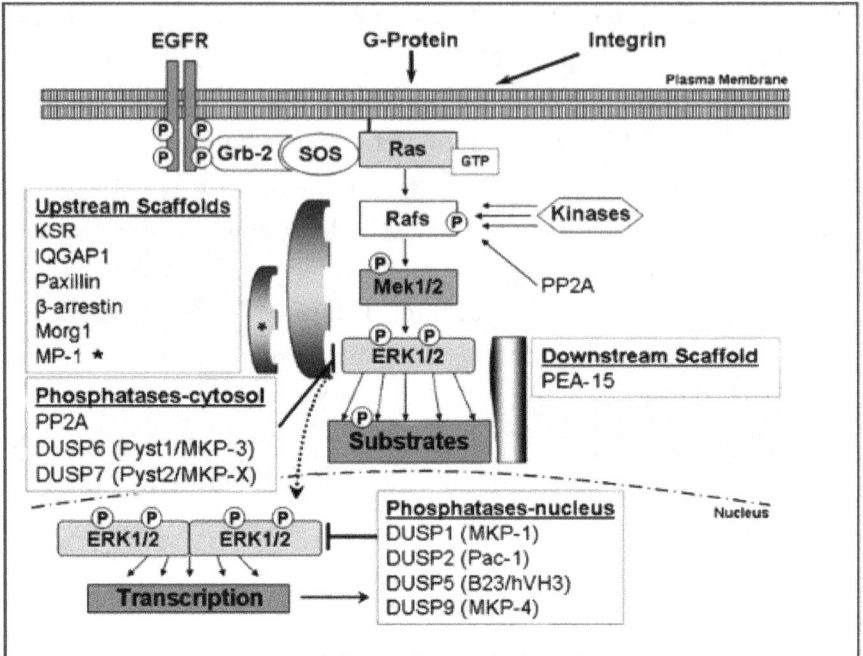

Fig. 28 - Schema riassuntivo della via di segnalazione di ERK1/2 -fonte: Ramos JW et altri 2008 - https://www.researchgate.net/figure/Figura-8-Schema-riassuntivo-della-via-di-segnalazione-di-ERK1-2-Tratto-e-modificato-da_fig8_309379220

Essi interagiscono con cannabinoidi endogeni come l'anandamide (AEA), il 2-arachidonoilglicerolo (2-AG) e con i fitocannabinoidi come il delta-9-tetraidrocannabinolo (THC) e il cannabidiolo (CBD), i due componenti principali della pianta di cannabis sativa. Questi recettori sono coinvolti in processi fisiologici chiave che regolano la funzione immunitaria, l'infiammazione e il dolore. La loro attivazione modula la risposta immunitaria e contribuisce al mantenimento dell'omeostasi immunitaria.

I recettori CB2, regolando l'infiammazione, suggeriscono un possibile impiego nelle terapie antinfiammatorie, come evidenziato in uno studio pubblicato sul British Journal of Pharmacology [11]. A causa del coinvolgimento nei processi immunitari, antinfiammatori e analgesici, i recettori CB2 sono al centro dell'interesse nella ricerca di nuove terapie, per malattie autoimmuni come la sclerosi multipla, disturbi neurodegenerativi quali Alzheimer e Parkinson, e nei trattamenti contro il cancro. Tuttavia, è essenziale sottolineare che la ricerca sui cannabinoidi è ancora in fase iniziale, e molto resta da scoprire sulle intricate interazioni del sistema endocannabinoide (ECS). L'impegno continuo nella ricerca e gli investimenti in questo campo sono imperativi per sfruttare appieno il potenziale dei recettori CB2 e comprenderne a pieno il ruolo nella salute umana e nelle malattie.

Altri recettori secondari: il GPR55

Il GPR55, un recettore accoppiato a proteine G (GPCR), è stato identificato e clonato per la prima volta nel 1999 e inizialmente catalogato come recettore orfano. La sua natura di recettore orfano è stata successivamente revocata quando il lisofosfatidilinositolo (LPI) è stato identificato come il suo ligando endogeno [13]. A causa dell'interazione di vari derivati cannabinoidi con questo recettore, si è ipotizzata la sua inclusione nel sistema endocannabinoide, addirittura proposto come recettore CB3, affiancando i ben noti recettori cannabinoidi CB1 e CB2 descritti in precedenza (fig. 29).

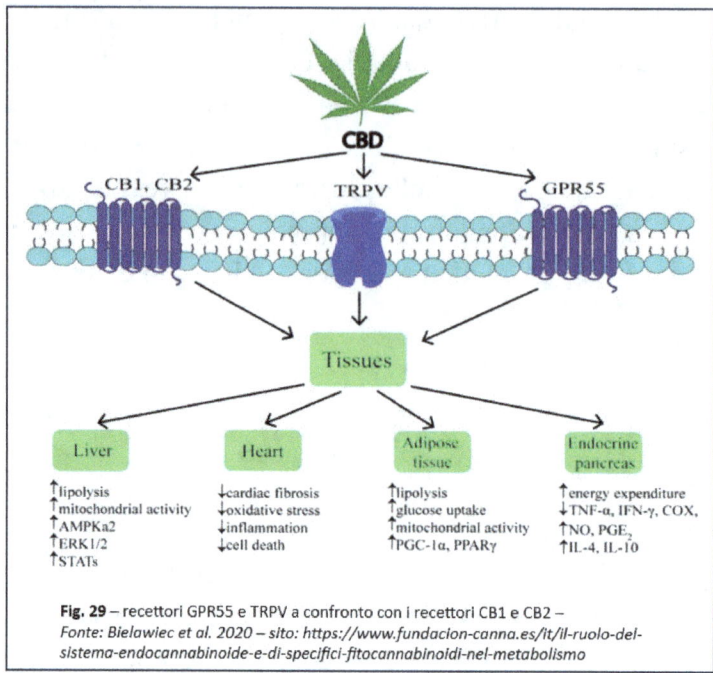

Fig. 29 – recettori GPR55 e TRPV a confronto con i recettori CB1 e CB2 – Fonte: Bielawiec et al. 2020 – sito: https://www.fundacion-canna.es/it/il-ruolo-del-sistema-endocannabinoide-e-di-specifici-fitocannabinoidi-nel-metabolismo

Tuttavia, la sua classificazione esatta rimane oggetto di controversie in quanto mostra una bassa omologia con gli altri recettori. Esso presenta una distribuzione ampia sia a livello periferico che centrale nell'organismo umano.

Coinvolgendosi in diversi processi fisiopatologici, la sua ubiquità lo posiziona come un potenziale bersaglio innovativo per diverse patologie, tra cui obesità, diabete, diverse forme tumorali ed osteoporosi.

Nel sistema nervoso centrale, il recettore è localizzato in varie aree, con particolare rilievo sulle cellule della microglia, svolgendo così un ruolo cruciale nell'omeostasi neuronale e nella regolazione delle risposte neuroinfiammatorie. Attualmente, i ligandi noti per il recettore GPR55 sono scarsi, poco selettivi e caratterizzati da una strutturale eterogeneità, rendendo complessa l'identificazione dei gruppi chiave coinvolti nell'interazione con il sito di legame.

La sfida è ulteriormente amplificata dalla forte influenza dell'attività farmacologica a causa di fenomeni comuni ad altri recettori accoppiati a proteine G (GPCR), come l'allosterismo*, il "biased-signaling*" e il cross-antagonismo.

Certamente possiamo affermare che le numerose evidenze raccolte indicano un coinvolgimento significativo del GPR55 nella modulazione dei processi neuroinfiammatori [18] (fig. 30).

Questi dati suggeriscono la possibilità che il recettore possa rappresentare un nuovo obiettivo terapeutico per patologie neurodegenerative, tra cui la malattia di Alzheimer, il morbo di Parkinson e la sclerosi multipla. Comunque le attività funzionali relative a questo recettore sono attualmente in corso di studio.

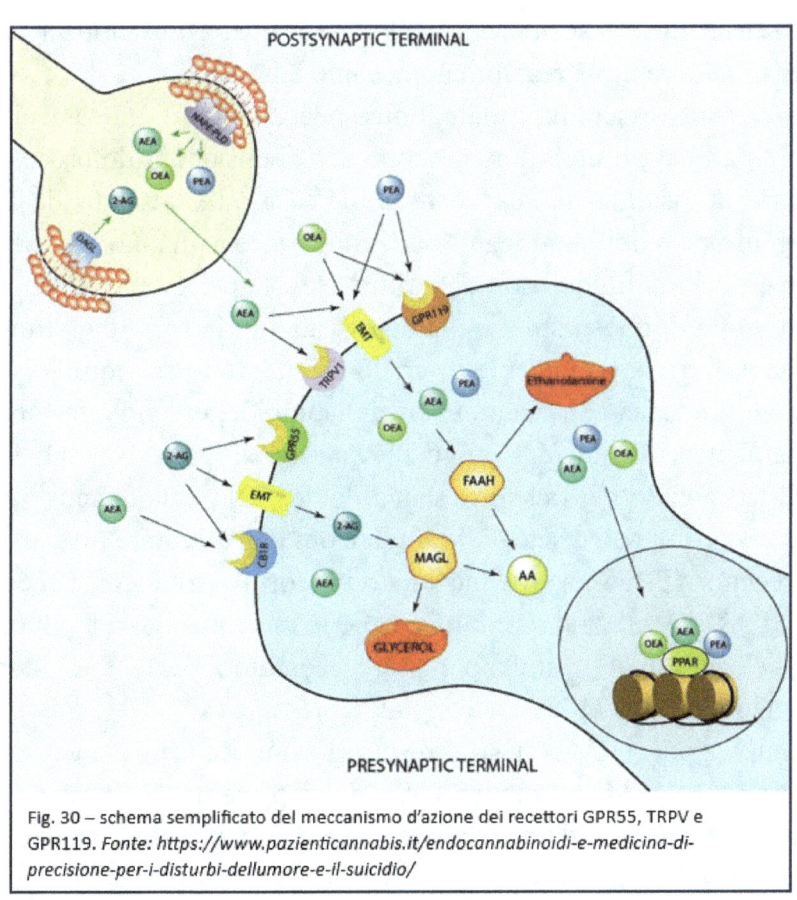

Fig. 30 – schema semplificato del meccanismo d'azione dei recettori GPR55, TRPV e GPR119. *Fonte: https://www.pazienticannabis.it/endocannabinoidi-e-medicina-di-precisione-per-i-disturbi-dellumore-e-il-suicidio/*

Il TRPV1

Studi farmacologici hanno identificato altri bersagli dei cannabinoidi, come il recettore vanilloide di tipo 1: il TRPV1*. Questo canale cationico non selettivo, coespresso con CB1 e CB2 in diverse cellule, amplifica gli stimoli nocivi, infatti, l'anandamide (AEA) attivando il TRPV1 contribuisce alla percezione del dolore in condizioni infiammatorie specifiche. Questo recettore sembra anche essere coinvolto in malattie significative.

Il recettore TRPV1 è un canale ionico che si apre quando è attivato da molecole come la capsaicina*, ma anche quando la temperatura esterna diventa molto alta contribuendo quindi sia alla percezione delle sensazioni sensoriali del caldo, sia a quelle del cibo piccante, scatenando le relative reazioni al piccante ed al caldo.

Esso risulta essere un canale ionico poco selettivo, gioca anche un ruolo significativo nella trasmissione delle sensazioni dolorose dalla periferia al sistema nervoso centrale (SNC) ed è attivato da lipidi endogeni noti come endovanilloidi. Studi recenti hanno identificato nuovi derivati ammidici con un'affinità elevata per questo recettore.

Lo scopo di questi studi è quello di valutare le relazioni struttura-attività e di trovare molecole in grado di interagire sia con il sistema endovanilloide sia con quello endocannabinoide, essendo due sistemi intimamente collegati dal punto di vista funzionale. I canali ionici TRPV1 sono noti per trasdurre segnali potenzialmente dannosi in una depolarizzazione elettrica alle terminazioni dell'afferente primario.

I recettori TRPV si trovano in stretta correlazione con i recettori Mu (MOR), recettori di oppioidi (come la morfina, agonista di questi recettori) i quali risultano essere costituiti da sette domini transmenbrana e anch'essi accoppiati a proteine G*.

L'attivazione di questi recettori induce una variazione conformazionale della subunità Gα della proteina G inibendo così l'attività enzimatica dell'adenilato ciclasi e diminuendo i livelli di AMP ciclico* (cAMP) (fig. 31).

Questo processo provoca una riduzione dell'attività della PKA (Protein Kinasi A) che risulta essere responsabile della fosforilazione dei residui S502, S800 dei recettori TPRV che trasducono i segnali del dolore; inoltre, come già detto in precedenza, la subunità alfa della proteina G induce l'efflusso di K^+, mentre la subunità beta blocca l'ingresso di ioni Ca^{++} inducendo così una riduzione della capacità da parte della cellula di trasmettere l'impulso nervoso ai centri del SNC (fig. 31 e 32).

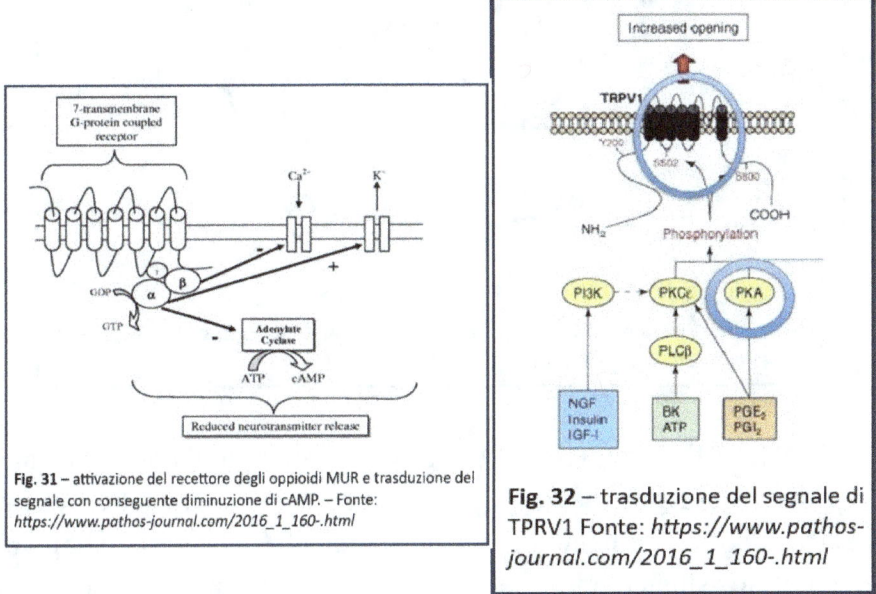

Fig. 31 – attivazione del recettore degli oppioidi MUR e trasduzione del segnale con conseguente diminuzione di cAMP. – Fonte: https://www.pathos-journal.com/2016_1_160-.html

Fig. 32 – trasduzione del segnale di TPRV1 Fonte: https://www.pathos-journal.com/2016_1_160-.html

Ricerche recenti hanno rivelato un evidente interconnessione funzionale e strutturale tra i canali TRPV1 e l'anoctamina 1 (ANO1) un canale anionico attivato dal calcio, voltaggio-dipendente, che agisce come un canale del cloruro contribuendo all'effetto analgesico della capsaicina.

Attraverso complessi pathways intracellulari, il nerve growth factor (NGF) incrementa il numero di TRPV1 nelle fibre nervose sensoriali; Ulteriori approfondimenti biochimici hanno evidenziato chiare connessioni tra i TRPV1 e i recettori GABA B1* nei neuroni sensoriali dei gangli della radice dorsale (DRG).

La presenza di GABA-B1 con i canali TRPV1 possono alterare la corrente indotta dalla capsaicina (fig. 33).

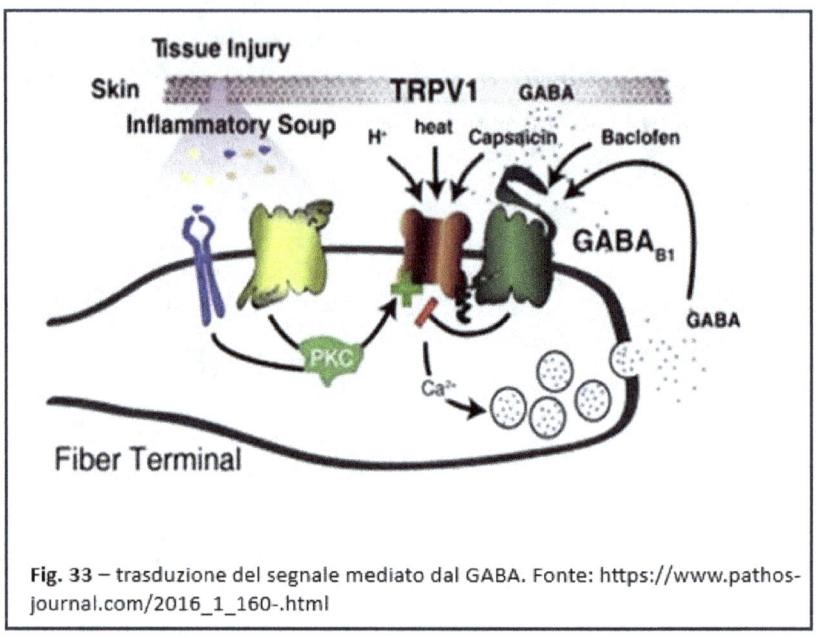

Fig. 33 – trasduzione del segnale mediato dal GABA. Fonte: https://www.pathos-journal.com/2016_1_160-.html

TRPV1, MOR, NGF, e GABA B rappresentano nuovi bersagli terapeutici coinvolti nella gestione del dolore. Ricerche recenti rivelano il coinvolgimento dei canali ionici TRPV1 nel metabolismo del glucosio, suggerendo che gli antagonisti di tali canali possano migliorare la secrezione di insulina e la sensibilizzazione all'insulina.

Questa scoperta apre la prospettiva di considerare gli antagonisti dei TRPV1 come potenziali agenti orali anti-diabete. Altri dati indicano che il diabete potrebbe provocare un'acidosi locale nel distretto osseo, aumentando l'attivazione degli osteoclasti attraverso la modulazione dei TRPV1. In questo contesto, l'impiego di antagonisti dei TRPV1 emerge come una valida alternativa per affrontare le problematiche ossee associate al diabete.

Il GPR119

GPR119* è anch'esso un recettore accoppiato a proteine G e risulta essere molto simile al recettore dei cannabinoidi CB1 [14]. Studi hanno dimostrato che questo recettore si trova altamente espresso nelle cellule β pancreatiche e nelle cellule L enteroendocrine intestinali dove svolge un ruolo critico nell'omeostasi del glucosio e nel comportamento alimentare riducendo la sensazione di fame [12-16] (fig. 34).

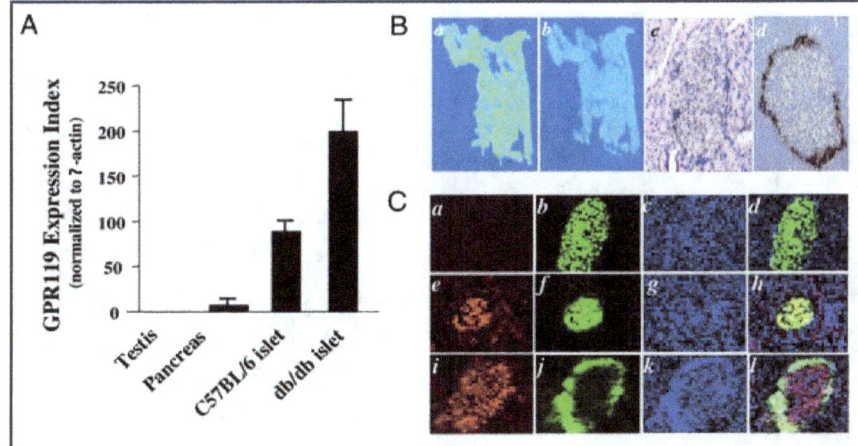

Fig. 34 - GPR119 è espresso nelle cellule pancreatiche. A, Analisi TaqMan in isole di C57BL/6 e db/db (n 3). B, Ibridazione in situ di sezioni pancreatiche di ratto con GPR119 marcato con 33 P (a, c e d, sonda antisenso; b, sonda senso) e preproglucagone marcato con digossigenina (d); a e b, vista autoradiografica a bassa magnificazione delle sezioni pancreatiche; c, sezione colorata mostrante segnali radioattivi nelle cellule delle isole; d, vista in campo oscuro della doppia ibridazione in situ con preproglucagone marcato con digossigenina e GPR119 marcato con 33 P sonda antisenso. C, Immunofluorescenza di sezioni pancreatiche di ratto incubate con sieri preimmuni di coniglio (a), anti-GPR119 (rosso, e ed i), anti-insulina (verde, b ed f), o antiglucagone (verde, j). La controcolorazione con DAPI (c, g e k); sovrapposizione dei segnali Cy-3 (rosso), Fluor-488 (verde) e DAPI (blu) (d, h ed l).
Fonte: *https://www.researchgate.net/figure/GPR119-is-expressed-in-pancreatic-cells-A-TaqMan-analysis-in-C57BL-6-and-db-db-islets_fig3_6514808*

Esso produce le sue risposte fisiologiche accoppiandosi principalmente alle proteine G_s attivando così l'adenilato ciclasi e la segnalazione dell'AMP ciclico. L'attivazione di questo recettore stimola il rilascio di insulina glucosio-dipendente dal pancreas stimolando inoltre la secrezione intestinale di incretine*, tra cui il peptide-1glucagone-simile (GLP-1) e il peptide insulinotropico glucosio-dipendente (GIP), inoltre, come già detto sopprime la sensazione di fame riducendo l'aumento di peso corporeo [15-21].

Per questi motivi sopraelencati, GPR119 ha suscitato un forte interesse riguardante lo sviluppo di nuove terapie contro i disturbi metabolici, come l'obesità e il diabete di tipo 2 [17]. Inoltre, recenti studi hanno dimostrato che l'attivazione di questo recettore presente nel tratto intestinale dove stimola la secrezione di incretina risulta essere molto indicato come una nuova terapia promettente per la steatosi epatica associata al metabolismo [19-20] (fig. 35).

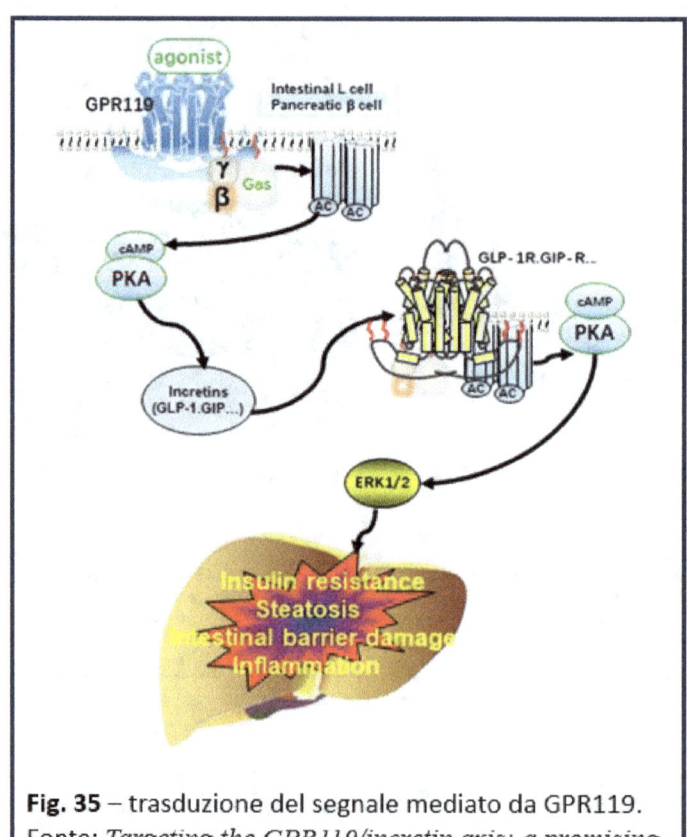

Fig. 35 – trasduzione del segnale mediato da GPR119.
Fonte: *Targeting the GPR119/incretin axis: a promising new therapy for metabolic-associated fatty liver disease*

Gli agonisti endogeni di GPR119 sono metaboliti lipidici simili agli endocannabinoidi, tra cui N-oleoiletanolamina (OEA), 2-oleoilglicerolo (2-OG), lisofosfatidilcolina (LPC) e *N*-oleoildopamina (OLDA), gli analoghi monoinsaturi dei ligandi endogeni dei recettori dei cannabinoidi (CB1) come l'anandamide (AEA) e il 2-arachidonoil glicerolo (2-AG) [17]. Nonostante le loro somiglianze strutturali, i ligandi endogeni di GPR119 e CB1 riconoscono selettivamente i propri recettori. Per questo motivo molti studi sono centrati proprio sull'attivazione di questo recettore da parte dei fitocannabinoidi. L'interesse per GPR119 ha portato gli studiosi alla sintesi in laboratorio di numerosi agonisti come l'AR231453 e l'MBX-2982 [18] (fig. 36).

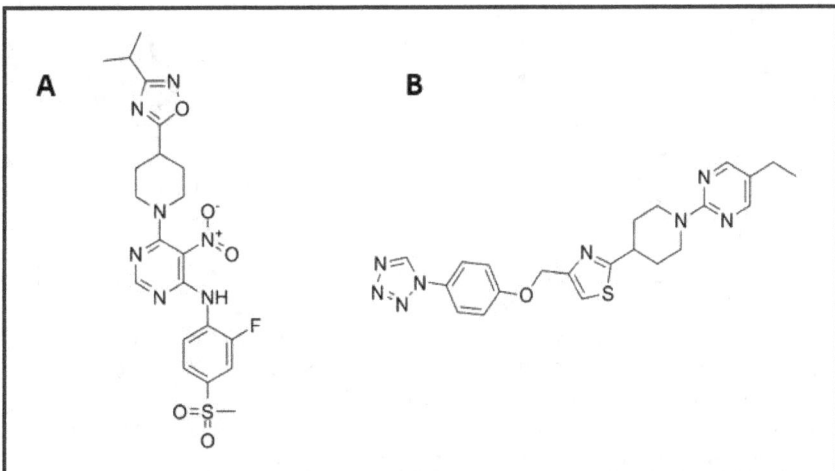

Fig. 36 – A: formula di struttura dell'AR231453; B: formula di struttura dell'MBX-2986
Fonte: *https://www.medchemexpress.com/AR-231453.html*

L'AR231453 è il primo agonista potente ed efficace che aumenta significativamente l'accumulo di cAMP e il rilascio di insulina dalle cellule β; è stato testato nei criceti come anche nei topi con risultati sorprendenti: si è ottenuto un migliore controllo glicemico nei topi normali e nei topi diabetici, tuttavia, nessun miglioramento nei topi carenti di GPR119 (fig. 37).

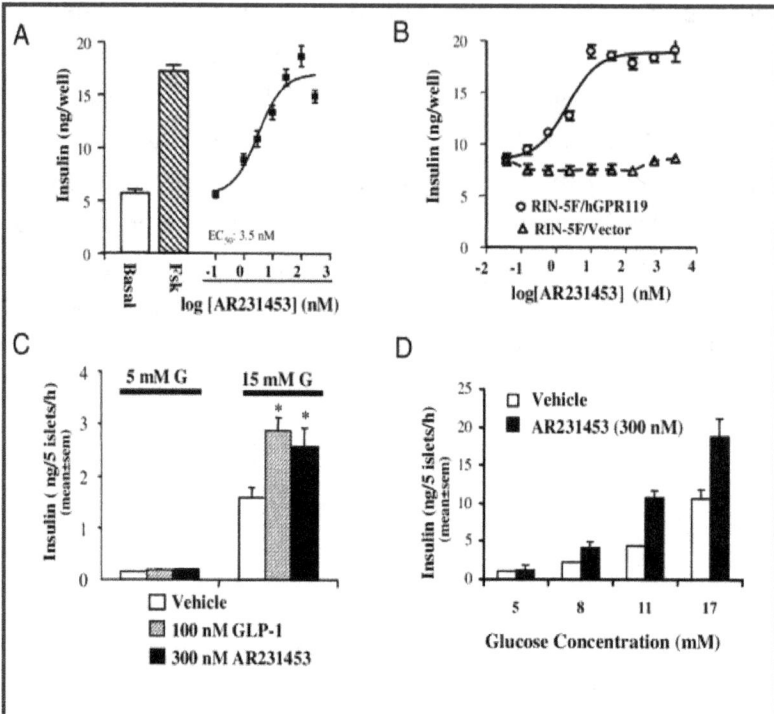

Fig. 37 - tabelle riepilogative di uno studio relativo al rilascio di insulina in vitro mediate da AR231453. A: rilascio di insulina in cellule HIT-T15; B: in cellule RIN-5F/vettore e cellule RIN-5F/hGPR119; C: in cellule delle isole di Langerhans di ratto incubate in glucosio a concentrazioni di 5 mM e 15 mM; D: in isole di Langerhans di topo incubate a concentrazioni di glucosio a 5, 8, 11, 17 mM.
Fonte:*https://www.researchgate.net/figure/AR231453-induces-insulin-release-in-vitro-A-D-Insulin-release-in-HIT-T15-cells-A fia4 6514808*

L'MBX-2982 ha mostrato risultati positivi negli studi clinici di fase II sul diabete di tipo 2 riducendo con successo i livelli di glucosio postprandiale nei pazienti con diabete mellito di tipo 2 aumentando i livelli di insulina e incretina.

Il modo in cui GPR119 riconosce i ligandi endogeni e sintetici e trasduce i segnali rimane un mistero. Per fornire dettagli molecolari del legame e dell'attivazione di questo recettore, è stata utilizzata la microscopia crioelettronica (cryo-EM). Essa mostra come i due ligandi agonisti AR231453 e MBX-2982 attivano il recettore GPR119 complessato con la sua proteina G_s eterotrimerica. Questa tecnica ha fornito un'istantanea sulle proprietà di legame dell'agonista, sull'attivazione di GPR119 e sulle basi strutturali dell'accoppiamento delle proteine G. Questo lavoro pone le basi per comprendere l'attivazione di GPR119 da parte di diverse classi di ligandi.

La figura 38 mostra lo schema riepilogativo dei recettori trattati.

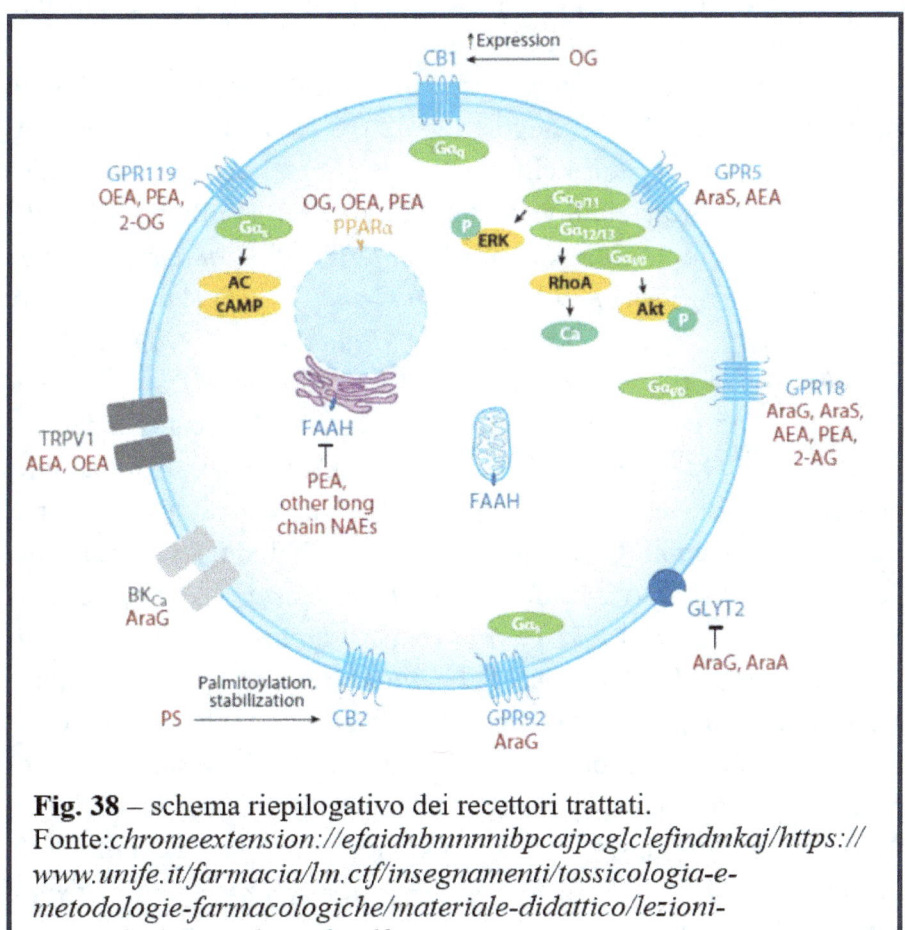

Fig. 38 – schema riepilogativo dei recettori trattati.
Fonte:*chromeextension://efaidnbmnnnibpcajpcglclefindmkaj/https:// www.unife.it/farmacia/lm.ctf/insegnamenti/tossicologia-e- metodologie-farmacologiche/materiale-didattico/lezioni- morari/21_Cannabinoidi.pdf*

Premessa agli studi in esame

Dopo un'approfondita analisi su una vasta gamma di tematiche legate alla Cannabis sativa L., che spazia dalla legislazione alla guida sulla coltivazione, dalla chimica dei suoi principi attivi alla biochimica coinvolta nella loro biosintesi, per poi esplorare la biochimica associata ai recettori e alla trasduzione del segnale, ci apprestiamo ora ad affrontare il fulcro di questo lavoro. L'argomento centrale consiste nella descrizione di alcuni studi condotti da ricercatori che hanno evidenziato gli effetti terapeutici della Cannabis sativa L.

Ci accingeremo adesso a descrivere nello specifico un lavoro pubblicato su PubMed nell'agosto del 2016 dagli studiosi Khalid A. Jadoon, Stuart H. Ratcliffe, David A. Barrett, E. Louise Thomas, Colin Stott, Jimmy D. Bell, Saoirse E. O'Sullivan, Garry D. Tan, dal titolo *"Efficacy and Safety of Cannabidiol and Tetrahydrocannabivarin on Glycemic and Lipid Parameters in Patients With Type 2 Diabetes: A Randomized, Double-Blind, Placebo-Controlled, Parallel Group Pilot Study"*.

A seguire, due lavori scientifici: un lavoro pubblicato nel dicembre 2021 su FRONTIERS dagli studiosi Ochuko L. Erukainure, Motlalepula G. Matsabisa, Veronica F. Salau, Sunday O. Oyedemi, Omolola R. Oyenihi, Collins U. Ibeji e Md. Shahidul Islam dal titolo *"Cannabis sativa L. (var. indica) Exhibits Hepatoprotective Effects by Modulating Hepatic Lipid Profile and Mitigating Gluconeogenesis and Cholinergic Dysfunction in Oxidative Hepatic Injury"* nel quale viene valutato il danno ossidativo indotto in ratti e poi trattati con CBD e THC; ed un lavoro pubblicato nel 2020 su BMC dagli studiosi Amos Abioye, Oladapo Ayodele, Aleksandra Marinkovic, Risha Patidar, Adeola Akinwekomi e Adekunle Sanyaolu dal titolo *"Δ9-Tetrahydrocannabivarin (THCV): a commentary on potential therapeutic benefit for the management of obesity and diabetes"* nel quale vengono raccolti e commentati alcuni lavori relativi ai potenziali benefici terapeutici del THCV in pazienti obesi e/o diabetici.

Efficacy and Safety of Cannabidiol and Tetrahydrocannabivarin on Glycemic and Lipid Parameters in Patients With Type 2 Diabetes: A Randomized, Double-Blind, Placebo-Controlled, Parallel Group Pilot Study

Diabetes Care 2016;39:1777–1786 | DOI: 10.2337/dc16-0650

Khalid A. Jadoon,[1] Stuart H. Ratcliffe,[2] David A. Barrett,[3] E. Louise Thomas,[4] Colin Stott,[5] Jimmy D. Bell,[4] Saoirse E. O'Sullivan,[2] and Garry D. Tan[6]

EFFICACIA E SICUREZZA DEL CBD E DEL THCV NEI PARAMETRI GLICEMICI E LIPIDICI IN PAZIENTI CON DIABETE DI TIPO 2: STUDIO PILOTA RANDOMIZZATO IN DOPPIO CIECO CONTROLLATO CON PLACEBO A GRUPPI PARALLELI

Khalid A. Jadoon, Stuart H. Ratcliffe,
David A. Barrett, E. Louise Thomas,
Colin Stott, Jimmy D. Bell,
Saoirse E. O'Sullivan, and Garry D. Tan

Introduzione al primo lavoro

Il sistema endocannabinoide (ECS) svolge un ruolo cruciale nella regolazione dell'assunzione e della spesa energetica [22-23], e un ECS eccessivamente attivo è stato associato al diabete e alle sue varie complicanze [24]. Studi trasversali recenti hanno evidenziato che l'uso di marijuana è correlato a livelli inferiori di insulina a digiuno, resistenza insulinica e circonferenza vita. Alcuni effetti metabolici positivi osservati con il consumo di cannabis potrebbero essere attribuibili agli agonisti parziali del recettore CB1, come il THC, che può agire come antagonista* funzionale in condizioni di elevato tono endocannabinoide, come nell'obesità [25]. Il *"rimonabant"*, un antagonista del recettore CB1, è stato il primo della sua categoria ad essere utilizzato come farmaco antiobesità, ma ha comportato notevoli effetti avversi psichiatrici [26]. Ricerche precliniche su un composto derivato dalla pianta, il THCV, hanno dimostrato che induce ipofagia e riduzione del peso nei topi magri, migliorando la tolleranza al glucosio e la sensibilità all'insulina nei topi obesi indotti dalla dieta.

Anche il CBD ha mostrato risultati promettenti nei topi ob/ob, riducendo l'incidenza del diabete nei topi non obesi diabetici e prevenendo l'insorgenza del diabete autoimmune nei topi diabetici non obesi [27-28-29-30-31]. Data l'evidenza delle proprietà metaboliche positive del THCV e del CBD, nei dati preclinici, unite alle loro potenti proprietà antinfiammatorie e antiossidanti, è stato intrapreso, per la prima volta, uno studio per valutare l'efficacia e la tollerabilità di questi composti in soggetti con diabete di tipo 2; lo studio in questione è stato descritto minuziosamente in questo lavoro.

Criteri di inclusione e lavoro svolto

Il cannabidiolo (CBD) e il Δ9-tetraidrocannabinovarin (THCV) sono fitocannabinoidi non psicoattivi che hanno dimostrato di influenzare il metabolismo lipidico e glicemico in modelli animali.

Questo studio randomizzato, in doppio cieco e controllato da placebo, coinvolge 62 pazienti con diabete di tipo 2 non trattati con insulina. I partecipanti sono stati assegnati casualmente a cinque gruppi di trattamento: il primo gruppo assumeva CBD (100 mg due volte al giorno), il secondo gruppo assumeva THCV (5 mg due volte al giorno), il terzo gruppo assumeva CBD e THCV in rapporto 1:1 (5 mg/5 mg, due volte al giorno), il quarto gruppo assumeva CBD e THCV in rapporto 20:1 (100 mg/5 mg, due volte al giorno), ed il quinto gruppo corrispondeva al gruppo placebo. Il periodo di assunzione ha avuto una durata di 13 settimane.

Questo studio di fase II, dimostrativo del concetto, è stato condotto in quattro centri nel Regno Unito. Il protocollo è stato sottoposto a revisione ed è stato approvato dal Comitato Etico per la Ricerca Multi-Centro dell'East Midlands-Leicester (10/H0406/42) e dai dipartimenti locali di ricerca e sviluppo, in conformità con la Dichiarazione di Helsinki e tutti i partecipanti hanno fornito il consenso informato scritto.

I criteri di inclusione richiedevano che i partecipanti avessero almeno 18 anni, fossero affetti da diabete di tipo 2, con un livello di emoglobina A1c inferiore al 10% (86 mmol/mol), livelli di HDL-C inferiori a 1,3 mmol/L nelle donne e inferiori a 1,2 mmol/L negli uomini, e trigliceridi plasmatici inferiori a 10 mmol/L. Per i tre mesi precedenti lo screening, i partecipanti non dovevano assumere agenti ipoglicemizzanti orali o terapie specifiche non insuliniche per abbassare la glicemia (metformina, sulfonilurea, inibitori della dipeptidil peptidasi-4 o terapie con glucagone-simile al peptide 1 [GLP-1]). Inoltre, dovevano astenersi da statine per almeno 4 settimane prima della randomizzazione. I partecipanti erano anche tenuti a non apportare modifiche alla loro dieta o all'esercizio fisico per 4 settimane prima della randomizzazione e durante il corso dello studio. Ulteriori criteri di esclusione includevano l'uso di farmaci vietati (insulina, fibrati, tiazolidinedioni, acidi grassi omega-3 terapeutici e inibitori alfa-glucosidasi), così come l'uso recente o attuale di cannabis, una storia di depressione significativa, programmi di viaggio al di fuori del Regno Unito durante il corso dello studio, e presenza di dislipidemia genetica o compromissione significativa di cuore, reni o fegato.

È trascorso un periodo di 1-5 settimane tra lo screening (visita 1) e la randomizzazione. La visita 1 per alcuni soggetti è stata suddivisa in due visite separate (1A e 1B) per permettere un periodo di sospensione di 21 giorni dei farmaci vietati prima del prelievo del sangue per la verifica dell'idoneità. Le visite rimanenti sono avvenute alle 4, 8 e 13 settimane dall'inizio del trattamento (rispettivamente visite 3, 4 e 5) o prima in caso di ritiro del paziente. Una visita di follow-up sulla sicurezza è stata pianificata 7 giorni dopo il completamento dello studio o il ritiro (visita 6). Le visite 4 e 6 sono state valutazioni telefoniche.

A tutti i pazienti è stato richiesto di assumere il farmaco dello studio a digiuno, due volte al giorno, 30 minuti prima della colazione e 30 minuti prima della cena, di solito ad intervalli di 12 ore per l'intero periodo di 13 settimane.

Scopo dello studio e valutazioni

Endpoint primario: L'endpoint primario consisteva nella variazione media delle concentrazioni di colesterolo HDL sierico rispetto al valore basale nei gruppi trattati con CBD e THCV, confrontata con la variazione nel gruppo placebo alla settimana 13.

Endpoint secondario: Gli endpoint secondari comprendevano variazioni nel profilo lipidico, controllo glicemico, sensibilità insulinica, peso corporeo, distribuzione dell'adiposità viscerale, appetito e funzione cardiovascolare.

Endpoint terziario: Gli endpoint terziari riguardavano variazioni nei marcatori di infiammazione, funzione vascolare, concentrazioni di adipochine, endocannabinoidi e ormoni intestinali.

L'analisi delle concentrazioni lipidiche sieriche è stata condotta utilizzando il sistema modulare Roche, con l'impiego di saggi colorimetrici enzimatici. In particolare, le concentrazioni di acidi grassi non esterificati sono state misurate attraverso il sistema Roche COBAS 311, utilizzando un metodo basato sulla sintetasi di acil-CoA/ossidasi di acil-CoA. Per quanto riguarda i marcatori apolipoproteici, essi sono stati analizzati sempre sul sistema Roche COBAS 311 mediante saggi immunoturbidimetrici, basati sul principio dell'agglutinazione immunologica.

Le concentrazioni di colesterolo VLDL (VLDL-C) sono state determinate mediante ultracentrifugazione. Per valutare la risposta del sistema all'assunzione di glucosio, è stato eseguito un test da carico orale di glucosio (OGTT standard) con 75 g di glucosio. La glicemia plasmatica è stata analizzata tramite il sistema modulare Roche.

L'insulina sierica è stata misurata mediante l'analizzatore immunoassay Advia Centaur della Siemens Healthcare.

Per valutare la resistenza insulinica (HOMA), la sensibilità insulinica e la funzione delle cellule b, sono stati utilizzati i calcolatori HOMA2* v2.2 forniti dalla Diabetes Trials Unit presso l'Università di Oxford. Gli endocannabinoidi plasmatici N-arachidonoiletanolamina (AEA), 2-arachidonoylglicerolo (2-AG), oleoiletanolamina (OEA) e palmitoiletanolamina (PEA) sono stati analizzati tramite spettrometria di massa tandem da liquido cromatografico [32] precedentemente estratto.

Chetoni*, orexina A e proteina legante il retinolo 4 (RBP-4) sono stati analizzati mediante immunoassay, mentre tutti gli altri endpoint terziari, inclusi adiponectina, resistina, leptina, E-selectina, molecola di adesione delle cellule vascolari, fattore di von Willebrand, proteina C-reattiva (CRP), interleuchina-6, fattore di necrosi tumorale-α, peptide insulinotropo dipendente dal glucosio (GIP), grelina e GLP-1, sono stati analizzati attraverso un'analisi multiplex, utilizzando kit commercialmente disponibili (Milliplex, HMHMAG-34K, HCVD1-67AK, HADK-1-61K-A, HCVD2-67BK, BPHCVD05-6; Merck Millipore). La pressione sanguigna a riposo è stata misurata utilizzando un apparecchio digitale per la pressione sanguigna, mentre i parametri cardiovascolari, compresi pressione sistolica, diastolica e arteriosa media, frequenza cardiaca, volume sistolico, gittata cardiaca, intervallo tra battiti, tempo di eiezione e resistenza periferica totale, sono stati misurati utilizzando un Finometer (Finapres Medical Systems), che utilizza un metodo a morsetto sul dito per rilevare le variazioni battito per battito del diametro arterioso digitale con un fotopletismografo a infrarossi. La distribuzione del tessuto adiposo è stata valutata mediante risonanza magnetica a tutto il corpo; le immagini sono state analizzate utilizzando sliceOmatic (TomoVision, Magog, Canada). Sono inoltre stati rilevati il peso corporeo e le misurazioni cutanee a sette punti di repere (Plicometria). La concentrazione epatica di trigliceridi è stata valutata mediante spettroscopia a risonanza magnetica (MRS) e analizzata con il software JMRUI. L'Impressione Globale di Cambiamento del Paziente (PGIC) e l'Impressione Globale di Cambiamento del Clinico (CGIC) sono state valutate utilizzando una scala Likert a sette punti (da 1, molto migliorato, a 7, molto peggiorato). Per valutare le variazioni dell'appetito, i pazienti hanno registrato quotidianamente i punteggi degli appetiti su una scala numerica da 0 a 10 (NRS), dove 0 indica assenza di appetito (non ho fame) e 10 indica massimo appetito (affamato tutto il tempo) [33]. Le variazioni dai punteggi medi basali (media dei 7 giorni prima dell'inizio del trattamento) sono state confrontate con i punteggi medi degli ultimi 7 giorni di trattamento (fine delle 13 settimane). Le valutazioni della sicurezza hanno incluso la segnalazione di eventi avversi (AE) e eventi avversi gravi (SAE), la registrazione dei segni vitali, il prelievo del sangue prima e dopo il trattamento, gli elettrocardiogrammi e le variazioni dal basale nei punteggi della Beck Depression Inventory-II (BDI-II). Il BDI-II è un questionario auto-somministrato a scelta multipla, ampiamente utilizzato e convalidato per misurare la gravità della depressione, valutando anche l'ansia [34].

Metodi statistici

Un gruppo di statistici indipendenti, impegnati in uno studio specifico, ha sviluppato un piano per l'assegnazione casuale dei trattamenti. Hanno inserito un identificativo univoco nelle confezioni destinate ai partecipanti durante le visite 2 e 3 seguendo uno schema di randomizzazione. Questo schema è stato conservato in modo riservato fino allo sblocco del database. I pazienti sono stati assegnati casualmente ai gruppi di trattamento in rapporto 1:1:1, seguendo l'applicazione di tale schema. Tutti i partecipanti randomizzati hanno ricevuto almeno una dose del farmaco in studio, compreso il placebo, e sono stati monitorati per l'efficacia durante il trattamento. Tutti i test statistici sono stati condotti a due code, con un livello di significatività del 5%, e sono state calcolate le differenze tra i gruppi e gli intervalli di confidenza al 95%. L'analisi dell'endpoint primario e della maggior parte degli endpoint secondari è stata eseguita utilizzando l'analisi della covarianza (ANCOVA) sulle variazioni dal basale alla fine del trattamento del parametro associato. Tuttavia il Patient's Global Impression of Change scale (PGIC) e il Clinical Global Impression of Change (CGIC) sono stati analizzati attraverso la regressione logistica ordinale, usando il modello cumulativo delle proporzioni ordinate. I valori basali del parametro sono stati inclusi come covariata, e il trattamento è stato considerato come un fattore. Le variabili terziarie sono state analizzate utilizzando l'ANCOVA test, con il valore basale come covariata e il gruppo di trattamento e il sesso come fattori. In alternativa, per le variabili terziarie, è stato utilizzato il test esatto di Fisher a coppie, se appropriato. L'ipotesi nulla era che non ci fossero differenze negli effetti dei singoli trattamenti attivi rispetto al placebo.

Poiché lo studio era di fase 2° e di dimostrazione di concetto, non è stata eseguita alcuna formula di calcolo delle dimensioni del campione. Le variazioni dal basale di tutti i marker plasmatici sono state analizzate post hoc con un test t appaiato, mentre la risposta al glucosio durante l'Oral Glucose Tolerance Test (OGTT) è stata analizzata utilizzando l'ANOVA test a due vie con misure ripetute.

Risultati

I risultati complessivi evidenziano che su 125 pazienti sottoposti a screening, 62 sono stati randomizzati nei 5 gruppi di trattamento; la distribuzione dei soggetti arruolati è rappresentata in fig. 39.

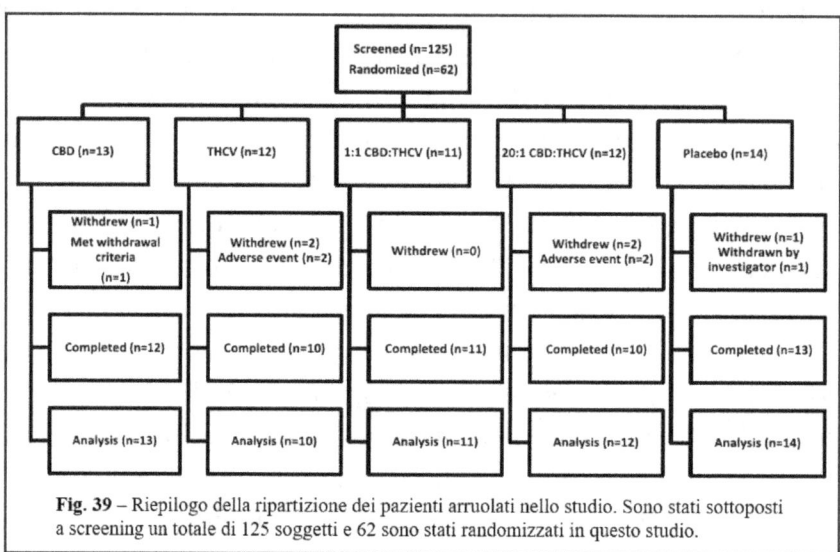

Fig. 39 – Riepilogo della ripartizione dei pazienti arruolati nello studio. Sono stati sottoposti a screening un totale di 125 soggetti e 62 sono stati randomizzati in questo studio.

È importante notare che i soggetti avevano caratteristiche simili tra i diversi gruppi di trattamento, come illustrato nella Tabella 1, in termini di caratteristiche di base.

Rispetto al placebo, il THCV ha ridotto significativamente la glicemia

	CBD ($n = 13$)	THCV ($n = 12$)	1:1 CBD/THCV ($n = 11$)	20:1 CBD/THCV ($n = 12$)	Placebo ($n = 14$)	Total ($n = 62$)
Male, number of subjects (%)	10 (77)	10 (83)	6 (55)	9 (75)	7 (50)	42 (68)
Female, number of subjects (%)	3 (23)	2 (17)	5 (45)	3 (25)	7 (50)	20 (32)
Age (years), mean (SD)	56.8 (9.9)	62.5 (12.6)	59.3 (8.8)	58.0 (8.1)	58.6 (7.7)	59.0 (9.4)
Weight (kg), mean (SD)	97.2 (13.8)	98.3 (17.5)	100.7 (14.5)	100.5 (17.9)	94.2 (19.1)	98.0 (16.4)
BMI (kg/m^2), mean (SD)	33.2 (5.4)	34.0 (6.5)	36.4 (5.6)	35.4 (4.6)	33.4 (7.0)	34.4 (5.8)
Duration since diagnosis of diabetes (years), mean (SD)	2.8 (3.3)	4.8 (3.6)	4.4 (2.7)	5.1 (3.3)	3.8 (3.5)	4.2 (3.3)
Number (%) of patients on antidiabetic and lipid-lowering therapy						
Metformin	9 (69)	9 (75)	10 (91)	11 (92)	12 (86)	51 (82)
DPP-4 inhibitors	1 (8)	1 (8)	1 (9)	1 (8)	1 (7)	5 (8)
Sulfonylureas	3 (23)	5 (42)	4 (36)	3 (25)	4 (29)	19 (31)
Statins	9 (69)	11 (92)	10 (91)	8 (67)	13 (93)	51 (82)

DPP-4, dipeptidyl peptidase 4.

Tabella 1 – Riepilogo dei dati demografici dei pazienti e della terapia concomitante

a digiuno (differenza di trattamento stimata [DTS] = 21,2 mmol/L; P < 0,05) e migliorato la funzione delle cellule β pancreatiche (funzione delle cellule β HOMA2 [DTS = 244,51 punti; P < 0,01]), l'adiponectina (DTS = 25,9 × 10^6 pg/mL; P < 0,01) e l'apolipoproteina A (DTS = 26,02 mmol/L; P < 0,05), mentre l'HDL plasmatico non è stato influenzato. Rispetto al basale (ma non al placebo), il CBD ha ridotto la resistina (2898 pg/ml; P < 0,05) e aumentato il polipeptide insulinotropo dipendente dal glucosio (21,9 pg/ml; P < 0,05). Nessuna delle terapie combinate ha avuto un impatto significativo sugli endpoint. CBD THCV sono stati ben tollerati (fig. 40). Adesso ci accingeremo ad esaminare nello specifico i risultati ottenuti sugli endpoint primari, secondari e terziari.

Lipidi

Effetto del THCV sull'HDL-C:

Il THCV non ha avuto effetti sulle concentrazioni di colesterolo HDL (HDL-C), ma ha aumentato le concentrazioni di apolipoproteina A* (Apo A) rispetto al placebo (da 48,5 a 49,1 mmol/L nel gruppo THCV rispetto a 47,3 a 43,9 mmol/L nel gruppo placebo; P < 0,05) (fig. 40). Questo significa che, nonostante non ci siano cambiamenti nei livelli di HDL-C, c'è stata un'alterazione positiva nelle concentrazioni di Apo A nel gruppo trattato con THCV.

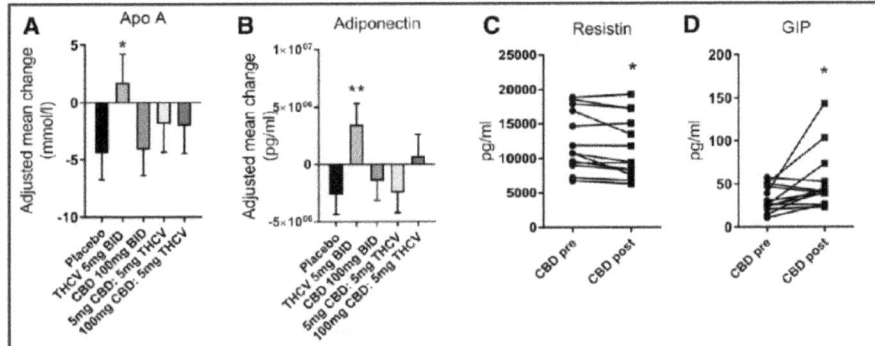

Fig. 40 – Rispetto al placebo, il THCV da solo ha causato un miglioramento significativo nella concentrazione di Apo A (A) e adiponectina (B). I dati sono stati analizzati da ANCOVA e presentati come significativi ± SEM. Il CBD ha causato una significativa riduzione della resistina (C) e un aumento della concentrazione di GIP (D), rispetto ai valori pretrattamento. I dati sono stati analizzati post hoc utilizzando il test t accoppiato e presentati come significativi ± SEM. BID, due volte al giorno. *P<0,05; **P<0,01.

Effetto del THCV su LDL-C:

Il THCV non ha influenzato le concentrazioni di colesterolo LDL (LDL-C), indicando che non ha avuto effetti rilevanti su questo parametro lipidico.

Effetto del CBD:

Il cannabidiolo (CBD), sia da solo che in combinazione con il THCV, non ha avuto alcun effetto su nessun parametro lipidico, come indicato nella Tabella 2.

Tabella 2 – Dati clinici prima (basale) e dopo (trattamento) 13 settimane di trattamento

Variable	CBD (n = 13)		THCV (n = 12)		1:1 CBD/THCV (n = 11)		20:1 CBD/THCV (n = 12)		Placebo (n = 14)	
	Baseline	Treatment	Baseline	Treatment	Baseline	Treatment	Baseline	Treatment	Baseline	Treatment
HDL-C (mmol/L)	1.0±0.3	1.0±0.3	1.1±0.1	1.1±0.2	1.0±0.2	1.0±0.3	1.0±0.1	1.0±0.1	1.0±0.3	1.0±0.2
Total-C (mmol/L)	4.5 ± 0.9	4.3 ± 0.7	3.8±0.9	3.7±1.0	4.2±1.1	3.8±0.7	4.6±0.9	4.2±0.6	4.0±0.7	3.9±0.9
LDL-C (mmol/L)	2.5±0.7	2.4±0.6	2.0±0.6	2.0±0.8	2.2±0.8	2.0±0.5	2.8±0.6	2.5±0.5	2.2±0.6	2.2±0.7
HDL/LDL-C ratio	0.5±0.2	0.4±0.2	0.6±0.3	0.6±0.3	0.5±0.2	0.6±0.2	0.4±0.1	0.4±0.1	0.5±0.1	0.5±0.1
UC VLDL-C (mmol/L)	0.8±0.4	1.0±0.5	1.0±0.7	0.9±0.7	1.0±0.5	1.0±0.4	1.1±0.4	1.0±0.3	1.0±0.5	0.9±0.4
TG (mmol/L)	2.2±1.4	2.3±1.3	1.7±1.1	1.8±1.5	2.4±1.6	2.2±1.2	1.9±0.7	1.9±0.7	2.1±1.4	2.0±1.1
Apo A (mmol/L)	48.6±9.7	43.6±6.6	48.5±7.0	49.1±6.4[b]	48.7±11.1	46.8±7.4	48.7±10.0	45.7±6.3	47.3±8.8	43.9±7.2
Apo B (mmol/L)	3.1±0.8	3.3±0.7	2.6±0.6	2.7±1.0	3.0±0.9	2.9±0.7	3.4±0.7	3.4±0.6	2.9±0.7	3.0±0.6
Apo B/Apo A ratio	0.6±0.2	0.7±0.2	0.5±0.1	0.5±0.2[a]	0.6±0.2	0.6±0.2	0.7±0.2	0.7±0.1	0.6±0.2	0.7±0.1
NEFA (mmol/L)	0.6±0.2	0.5±0.3	0.6±0.1	0.6±0.2	0.7±0.3	0.6±0.2	0.7±0.2	0.6±0.2	0.6±0.2	0.6±0.2
Liver TG (%)	26.9±16.9	22.2±17.1	11.9±8.0	11.5±13.5	33.3±18.3	32.2±26.2	23.2±14.3	25.4±17.4	20.5±15.1	18.5±15.4
Fasting glucose (mmol/L)	8.0±2.3	8.4±2.8	7.4±2.3	6.7±1.9[b]	8.5±2.5	8.7±2.0	8.4±2.8	8.8±3.1	7.6±1.4	8.0±1.6
Fructosamine (mmol/L)	259.5±34.4	256.8±44.6	238.2±25.0	239.3±28.7	254.4±35.7	256.0±55.2	253.3±34.8	268.8±58.2	241.4±19.3	253.7±32.0
HbA1c (%)	6.9±0.9	7.0±1.1	6.6±0.6	6.5±0.7	7.2±1.1	7.4±1.5	7.2±0.9	7.3±1.3	7.0±0.7	7.3±1.0
Glucose, 2-h OGTT (mmol/L)	7.4±2.4	6.6±2.7	5.7±3.1	6.2±2.7	8.7±3.8	8.8±2.5	5.6±3.4	6.6±2.3	7.9±2.6	8.4±2.2
Insulin, 2-h OGTT (pmol/L)	604.1±605.2	454.8±387.5	661.0±381.2	724.9±589.6	789.5±677.2	900.2±875.8	659.3±570.4	651.6±730.0	653.6±381.5	619.7±455.3
Fasting insulin (pmol/L)	110.3±42.8	123.8±60.8	152.9±94.2	203.5±197.7	175.3±86.1	185.7±67.6	197.6±107.9	192.2±69.1	171.7±105.0	179.7±75.7
C-peptide (nmol/L)	0.9±0.2	0.9±0.2	1.0±0.3	1.1±0.5	1.2±0.2	1.2±0.3	1.1±0.3	1.2±0.3	1.0±0.4	1.1±0.4
HOMA2-IR	2.3±0.9	2.6±1.5	3.0±1.9	3.8±3.3	3.5±1.6	3.7±1.3	4.2±2.9	4.0±1.5	3.4±2.1	3.6±1.5
HOMA2 insulin sensitivity	51.3±20.1	53.0±36.2	47.3±32.4	53.5±44.3	34.9±17.1	30.4±12.9	30.2±11.4	28.9±11.5	42.4±29.2	37.8±32.2
HOMA2 b-cell function	70.9±7.2	69.6±31.5	105.1±64.7	144.4±110.3[b]	95.7±50.7	93.8±47.5	103.7±60.6	97.9±50.5	96.4±41.4	94.7±39.2
BMI (kg/m2)	33.2±5.4	33.0±4.9	34.0±6.5	33.8±6.7	36.4±5.6	36.1±5.7	35.4±4.6	35.4±4.4	33.4±7.0	32.9±7.7
Waist circumference (cm)	107.7±10.8	108.0±10.6	115.3±13.1	114.9±13.8	115.4±9.5	116.2±11.8	113.7±13.1	113.5±12.1	109.2±13.0	108.4±13.1
Waist-to-hip ratio	1.0±0.05	1.0±0.1	1.0±0.05	1.0±0.06	1.0±0.1	1.0±0.05	1.0±0.1	1.0±0.1	1.0±0.1	1.0±0.1
Neck circumference (cm)	42.4±3.3	42.1±3.7	42.8±3.8	42.8±3.6	42.7±3.3	42.2±3.8	42.8±3.6	42.5±4.0	41.7±4.8	41.1±4.8
Visceral abdominal fat (L)	8.1±1.9	8.5±2.2	9.1±3.5	9.0±3.5	8.5±3.0	8.6±2.7	9.1±2.5	10.2±2.2	7.2±2.4	7.5±3.4
Appetite 0-10 NRS score	5.6±1.0	4.9±1.0	5.4±1.7	5.0±1.5	4.7±1.2	3.6±1.6	5.0±2.2	4.1±1.9	5.1±1.3	4.5±1.3
Systolic BP (mmHg)	133.4±16.4	132.2±13.0	135.9±13.4	132.8±17.1	126.4±11.6	134.3±12.8	132.7±11.0	134.2±14.8	137.2±11.9	140.4±11.2
Diastolic BP (mmHg)	70.1±8.8	70.6±8.8	70.6±12.2	71.0± 9.4	73.2±6.8	77.5±7.7	73.5±10.4	72.2±10.5	73.0±9.5	72.3±10.6
Pulse rate (bpm)	71.5±17.7	70.5±15.7	74.5±12.3	74.1±12.4	80.1±12.2	76.6±8.0	77.1±12.1	82.0±15.8	72.1±10.8	75.5±7.3
BDI-II score	3.8±3.5	4.6±3.7	2.8±3.8	3.3±3.3	4.5±5.2	4.7±5.0	2.8±2.7	7.9±7.6	3.5±3.9	3.5±3.2
AEA	0.2±0.1	0.2±0.05	0.2±0.1	0.2±0.1	0.2±0.1	0.2±0.1	0.2±0.04	0.2±0.1	0.2±0.1	0.2±0.1
2-AG	5.0±2.9	4.7±2.9	4.3±1.7	13.6±28.6	6.2±3.1	5.0±1.5	3.8±1.5	3.7±1.7	5.0±3.3	5.3±3.4
OEA	2.4±1.1	1.8±0.7	2.4±1.0	2.3±0.6	2.5±0.8	2.2±0.7	2.2±0.5	2.2±0.8	2.4±0.5	2.1±0.5
PEA	2.7±1.9	1.8±0.7	2.7±1.1	2.5±0.7	2.5±0.7	2.4±0.6	2.5±1.2	2.6±1.7	2.9±1.3	2.0±0.4

I dati sono significativi ±DS. Apo B: apolipoproteina B; PA: pressione sanguigna; HOMA2-IR, HOMA2: resistenza all'insulina; NEFA: acido grasso non esterificato; C totale: colesterolo totale; UC: ultracentrifugazione. [a]p < 0,05; [b]P < 0,01 rispetto al placebo.

Controllo Glicemico

Il THCV ha dimostrato di ridurre la concentrazione plasmatica di glucosio a digiuno rispetto al placebo durante il periodo di trattamento (da 7,4 a 6,7 mmol/L nel gruppo THCV rispetto a 7,6 a 8,0 mmol/L nel gruppo placebo; differenza di trattamento stimata [ETD] = -1,24 ± 0,6 [SEM]; P < 0,05) (fig. 41A). In parallelo, si è verificato un aumento significativo della funzione delle cellule beta di HOMA2 nel gruppo trattato con THCV rispetto al placebo durante lo stesso periodo (da 105,1 a 144,4 nel gruppo THCV rispetto a 96,4 a 94,7 nel gruppo placebo; ETD = 44,6 ± 16,1 [SEM]; P < 0,01) (Tabella 2 e Figura 41B).

Non è stata riscontrata una differenza significativa nella risposta al glucosio durante il test dell'OGTT a 2 ore, tuttavia, rispetto al basale il THCV ha migliorato significativamente la risposta glicemica a 3 ore (P < 0,05) (fig. 41C).

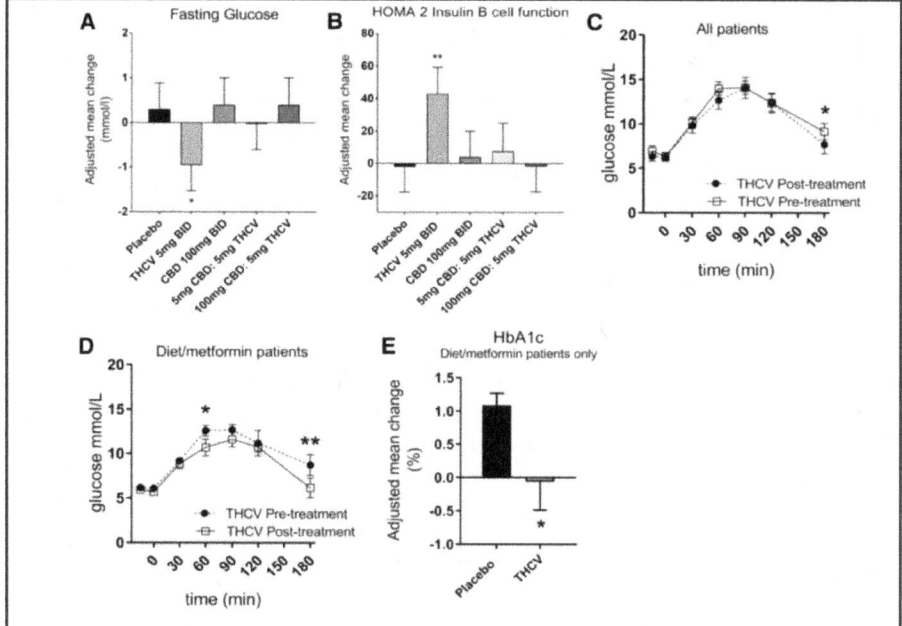

Fig. 41 – Rispetto al placebo, il THCV da solo ha causato un miglioramento significativo della glicemia a digiuno (A) e, in linea con questo, si è verificato un significativo miglioramento della funzione delle cellule β misurata da HOMA2 (B). Il THCV ha causato un miglioramento significativo nella risposta glicemica in 3 ore durante l'OGTT (C), rispetto ai valori pretrattamento. I dati sono stati analizzati utilizzando ANOVA a due vie e presentati come significativi ± SEM. D: Rispetto al pretrattamento nei soggetti trattati con metformina c'è stato un miglioramento altamente significativo nella risposta glicemica in 3 ore all'OGTT con THCV. Nello stesso sottogruppo (analizzato post hoc), rispetto al placebo, si è verificato un miglioramento statisticamente significativo dell'HbA1c (E). I dati sono stati analizzati post hoc utilizzando ANOVA a due vie a misure ripetute e accoppiati test t, presentati come significativi ± SEM. BID, due volte al giorno. *P<0,05; **P<0,01.

È importante notare che il CBD, sia da solo che in combinazione con il THCV, non ha avuto alcun effetto sui parametri glicemici, come indicato nella Tabella 2.

Funzione Vascolare

Nel confronto con il placebo, sia il CBD che il THCV, sia singolarmente che in combinazione, non hanno mostrato alcun effetto significativo sui parametri cardiovascolari (Tabella 2) né sui marcatori plasmatici della funzione vascolare (Tabella supplementare 1).

Adipochine

Nel corso del trattamento, nel gruppo che ha ricevuto THCV si è verificato un aumento significativo rispetto al basale nelle concentrazioni di adiponectina, mentre nel gruppo placebo si è osservata una riduzione. La differenza di trattamento è risultata statisticamente significativa a favore del THCV (ETD -25,93 ± 106 pg/mL; $P < 0,01$) (fig. 40B).

Le concentrazioni plasmatiche di leptina e resistina sono rimaste invariate con il trattamento con THCV. D'altra parte, rispetto al basale piuttosto che al placebo, il CBD ha determinato una significativa riduzione nella concentrazione di resistina (2898 pg/mL; $P < 0,05$) (Figura 40C), ma non ha avuto effetto su leptina o adiponectina.

I soggetti che assumevano una combinazione di CBD e THCV non hanno mostrato variazioni nei livelli di adipochine (Tabella supplementare 1).

Marcatori di infiammazione

Sia il THCV che il CBD, sia singolarmente che in combinazione, non hanno mostrato alcun effetto significativo sui marcatori plasmatici di infiammazione, inclusi la proteina C-reattiva (CRP), il fattore di necrosi tumorale-α e l'interleuchina-6 (Tabella supplementare 1).

Ormoni intestinali

Il THCV, sia da solo che in combinazione con il CBD, non ha influenzato significativamente le concentrazioni di ormoni intestinali di segnalazione, tra cui GLP-1, GIP e grelina (Tabella supplementare 1).

Tuttavia, in un'analisi post hoc, in cui le concentrazioni post-trattamento sono state confrontate con i livelli basali anziché con il placebo, è emerso che il CBD ha causato un aumento significativo della concentrazione di GIP* (21,2 pg/mL; P < 0,05) (fig. 40D), senza alcun effetto sulle concentrazioni di GLP-1 o grelina.

Variabile	CBD		THCV		1:1 CBD:THCV		20:1 CBD:THCV		Placebo	
	Baseline	Treatment	Baseline	Treatment	Baseline	Treatment	Baseline	Treatment	Baseline	Treatment
CRP (ng/mL)	7073 ± 8345	7301 ± 7678	13915 ± 22142	6025 ± 5488	12369 ± 10425	18958 ± 19162	21166 ± 43390	8224 ± 6330	6369 ± 6217	10512 ± 10718
TNFα (pg/mL)	7.0 ± 1.6	7.0 ± 1.9	7.3 ± 1.4	7.1 ± 2.2	6.6 ± 2.5	7.2 ± 2.3	6.6 ± 2.4	6.9 ± 2.5	7.2 ± 2.6	7.0 ± 2.5
IL-6 (pg/mL)	3.9 ± 6.8	6.2 ± 8.0	12.5 ± 13.2	9.2 ± 9.5	4.3 ± 4.1	4.4 ± 4.8	6.9 ± 13.5	12.0 ± 20.6	4.0 ± 4.4	7.2 ± 11.8
GLP-1 (pg/mL)	16.7 ± 34.5	20.2 ± 25.3	22.1 ± 30.6	35.7 ± 51.9	18.5 ± 26.1	20.4 ± 25.9	20.2 ± 30.4	32.5 ± 33.7	24.0 ± 29.0	27.6 ± 33.0
GIP (pg/mL)	32.4 ± 15.0	54.0 ± 35.0	40.5 ± 18.6	36.1 ± 21.8	53.6 ± 27.6	49.5 ± 21.2	46.8 ± 27.2	53.3 ± 29.9	48.8 ± 21.4	45.7 ± 27.2
Ghrelin (pg/mL)	15.0 ± 22.5	15.4 ± 17.1	18.1 ± 17.0	14.7 ± 18.3	9.8 ± 15.8	8.0 ± 11.3	4.7 ± 10.6	7.0 ± 14.0	15.7 ± 21.3	12.9 ± 7.9
Leptin (pg/mL)	12010.6 ± 9319.0	13002.3 ± 10492.0	16075.9 ± 8760.4	16563.9 ± 14015.3	22477.5 ± 10035.1	16565.9 ± 12955.1	16608.9 ± 6863.7	17119.7 ± 7919.1	17095.4 ± 9477.2	21216.2 ± 16743.1
Adiponectin (pg/mL)	18682707.9 ± 14433872.3	17256334.9 ± 9657725.5	20057340.7 ± 8556371.9	23065791.7 ± 11645915.9	17726284.0 ± 11350339.9	15171832.9 ± 8668602.0	14291816.0 ± 4955302.0	16090325.8 ± 5956671.9	18579597 ± 10527661.9	15959291.4 ± 9591038.9
Resistin (pg/mL)	12466.8 ± 4380.0	11568.9 ± 4444.7	13635.9 ± 5074.5	13444.2 ± 4279.7	17249.7 ± 7303.0	16857.6 ± 4139.0	13202.9 ± 6962.1	11715.0 ± 3480.2	14801.8 ± 6673.7	14761.6 ± 6082.8
RBP-4 (ng/mL)	8874 ± 1186	9158 ± 1317	8692 ± 2186	9355 ± 1949	8653 ± 1311	8939 ± 1676	9177 ± 1732	8742 ± 1282	9436 ± 2108	8738 ± 1328
Orexin (ng/mL)	0.6 ± 0.3	0.7 ± 0.6	1.0 ± 0.6	1.0 ± 0.6	1.0 ± 0.5	0.8 ± 0.4	0.6 ± 0.5	0.8 ± 1.2	0.8 ± 0.4	0.8 ± 0.5
Ketones (mM)	0.1 ± 0.1	0.1 ± 0.1	0.1 ± 0.1	0.1 ± 0.1	0.2 ± 0.1	0.1 ± 0.0	0.1 ± 0.1	0.1 ± 0.0	0.1 ± 0.1	0.1 ± 0.1

Tabella supplementare 1 – Endpoint terziario prima (basale) e dopo (trattamento) 13 settimane di trattamento randomizzato.

Peso corporeo

Il peso corporeo medio iniziale (kg ± SD) nei diversi gruppi era distribuito come segue: CBD (97,1 ± 13,8), THCV (98,3 ± 17,5), 1:1 CBD/THCV (100,7 ± 14,5), 20:1 CBD/THCV (100,5 ± 17,9), e placebo (94,2 ± 19,1).

Durante il periodo di trattamento, non sono state osservate variazioni statisticamente significative nei parametri antropometrici, che includono peso corporeo, circonferenza vita, rapporto vita-fianchi e spessore del pannicolo adiposo, in nessuno dei gruppi di trattamento (Tabella 2).

Adiposità viscerale e TG nel fegato

Durante il periodo di trattamento, non sono state riscontrate variazioni significative nell'adiposità viscerale o nei trigliceridi (TG) del fegato, come valutato mediante MRI/MRS, in nessuno dei gruppi di trattamento (Tabella 2).

Appetito

Nessuno dei trattamenti ha dimostrato un impatto significativo sull'appetito, valutato mediante punteggi NRS da 0 a 10 (Tabella 2).

PGIC – CGIC

Un riepilogo completo delle risposte alle valutazioni PGIC e CGIC è presentato nelle figure supplementari 1 e 2. L'analisi di queste risposte ha evidenziato una differenza di trattamento a favore di tutti i trattamenti attivi, in misura variabile. Tuttavia, si è notato un particolare miglioramento nel gruppo di trattamento 1:1 CBD/THCV rispetto al gruppo di trattamento con placebo su CGIC.

In dettaglio, sono stati riportati miglioramenti in 7 su 11 (63,6%) pazienti su CGIC nel trattamento con 1:1 CBD/THCV, rispetto a soli 2 su 14 (14,3%) pazienti nel gruppo placebo, con un miglioramento

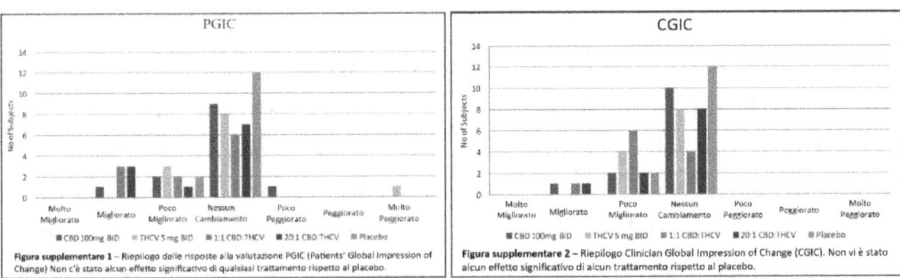

Figura supplementare 1 – Riepilogo delle risposte alla valutazione PGIC (Patients' Global Impression of Change) Non c'è stato alcun effetto significativo di qualsiasi trattamento rispetto al placebo.

Figura supplementare 2 – Riepilogo Clinican Global Impression of Change (CGIC). Non vi è stato alcun effetto significativo di alcun trattamento rispetto al placebo.

registrato su CGIC. Questi risultati hanno tradotto un effetto di trattamento statisticamente significativo per l' 1:1 CBD/THCV rispetto al placebo, con un rapporto di probabilità di 9,529 (P < 0,05) su CGIC. Non sono stati identificati altri effetti statisticamente significativi per nessun altro trattamento attivo in nessuna delle valutazioni.

Endocannabinoidi

Dopo 13 settimane di trattamento, non sono state osservate variazioni significative nei livelli circolanti di endocannabinoidi come AEA, 2-AG, OEA e PEA (Tabella 2).

Analisi post hoc nel gruppo THCV

Durante l'analisi della risposta glucidica all'OGTT e delle variazioni dell'HbA1c nel gruppo THCV, è stata osservata un'ottimizzazione significativa nella risposta glucidica a 3 ore (Figura 41C). Nei soggetti trattati con dieta/metformina, questo effetto è diventato ancora più pronunciato (P < 0,05 a 1 ora e P < 0,01 a 3 ore; n = 6) (fig. 41D).

Nello stesso gruppo di pazienti che assumevano solo dieta/metformina, è stata osservata un'ottimizzazione significativa anche nell'HbA1c rispetto al placebo (P < 0,05) (fig. 41E).

Sicurezza

Il farmaco somministrato nello studio è stato generalmente ben tollerato, con la maggior parte dei pazienti che ha riportato eventi avversi di lieve o moderata gravità. Gli eventi avversi emergenti dal trattamento (di qualsiasi causalità) sono stati segnalati da una percentuale variabile di soggetti nei diversi gruppi di trattamento: 84,6% nel gruppo CBD; 91,7% nel gruppo THCV; 63,6% nel gruppo 1:1 CBD/THCV e 66,7% nel gruppo 20:1 CBD/THCV; rispetto al 92,9% nel gruppo placebo. L'effetto collaterale più comune riportato dai soggetti in tutti i gruppi, ad eccezione del gruppo 20:1 CBD/THCV, è stato una diminuzione dell'appetito. In particolare, il 15,4% dei soggetti nel gruppo CBD, il 33,3% nel gruppo THCV, il 9,1% nel gruppo 1:1 CBD/THCV e il 14,3% nel gruppo placebo hanno riportato questo effetto collaterale. Nessun soggetto nel gruppo 20:1 CBD/THCV ha sperimentato una diminuzione dell'appetito. Due soggetti nel gruppo THCV hanno segnalato diarrea, mentre nessun soggetto nel gruppo placebo l'ha riportata. Inoltre, due soggetti (14,3%) nel gruppo placebo hanno segnalato vertigini. Gli altri effetti collaterali correlati al trattamento sono stati segnalati in singoli soggetti. Durante lo studio, non sono stati riportati decessi. Non sono stati segnalati episodi di depressione, e i punteggi medi sulla scala BDI-II (Beck Depression Inventory-II) sono rimasti nella fascia di "depressione minima" per tutti i trattamenti attivi e il placebo. Ciò suggerisce che i trattamenti studiati non hanno avuto impatti significativi sulla salute mentale dei partecipanti, almeno secondo la valutazione della scala BDI-II. Non sono state rilevate anomalie clinicamente significative nell'elettrocardiogramma e nei risultati di laboratorio, inclusi emocromo e biochimica epatica e renale, in nessun gruppo di trattamento. Tuttavia, sono stati segnalati due eventi avversi gravi (SAE): un evento avverso di ischemia miocardica nel gruppo placebo e un evento avverso di infarto miocardico nel gruppo 20:1

CBD/THCV, ma entrambi sono stati considerati non correlati allo studio. Complessivamente, questi risultati indicano che il CBD e il THCV, somministrati da soli o in combinazione, sono generalmente sicuri e ben tollerati nei soggetti con diabete di tipo 2 e dislipidemia, almeno per la durata di questo studio. È importante notare che gli eventi avversi segnalati sono stati in gran parte di lieve entità, e non sono emerse preoccupazioni significative per la sicurezza nel corso della ricerca.

Gli effetti di THCV, CBD e THCV/CBD

Di seguito farò un resoconto dei risultati ottenuti da questo studio in relazione alla somministrazione di THCV, CBD e THCV/CBD insieme.

THCV DA SOLO:

Il trattamento esclusivo con THCV non ha manifestato alcun impatto significativo sulla concentrazione di HDL-C. Tuttavia, è emerso un significativo aumento delle concentrazioni di apolipoproteina A (Apo A) sierica rispetto al gruppo placebo.

La Apo A rappresenta la principale componente proteica dell'HDL e svolge un ruolo cruciale nel trasporto inverso del colesterolo [35], con l'Apo A I che rappresenta la sua parte predominante.

Il THCV ha determinato una significativa riduzione delle concentrazioni di glucosio a digiuno, migliorando la funzione delle cellule beta valutata con l'HOMA2 e ottimizzando la risposta glucidica a 3 ore nell'OGTT, senza tuttavia manifestare differenze significative nella risposta insulinica. Questi risultati coesistono con le evidenze precliniche che suggeriscono miglioramenti simili nel metabolismo glucidico.

Interessante è l'aumento osservato nelle concentrazioni di RBP-4 con il THCV, un adipochina correlata all'obesità e all'insulinoresistenza [36]. Ciò contribuisce a rendere oscura la comprensione dei meccanismi attraverso i quali il THCV influisce sul controllo glicemico. D'altro canto, il THCV ha mostrato un significativo aumento delle concentrazioni di adiponectina, la cui azione favorevole è ben nota per la sensibilità insulinica, l'ossidazione degli acidi grassi e le proprietà antiaterogeniche [37]. Nonostante i dati positivi, è fondamentale sottolineare che il THCV, a differenza del rimonabant, non ha determinato variazioni nel peso corporeo.

Va notato che il THCV non ha influenzato i parametri lipidici, differenziandosi così dal profilo di azione del rimonabant, che ha dimostrato un miglioramento del profilo lipidico. La struttura chimica differente di THCV e rimonabant e i risultati divergenti nei profili di effetti suggeriscono chiare distinzioni nei meccanismi d'azione e nei profili di sicurezza tra questi composti.

A livelli micromolari, il THCV inibisce l'attività sia dell'acido grasso amide idrolasi che della monoacilglicerolo lipasi, enzimi chiave nella degradazione di AEA e 2-AG rispettivamente [38].

Tuttavia, in questo studio, non è stato osservato alcun cambiamento nella modulazione del sistema endocannabinoide (ECS) a causa del THCV, suggerendo che, alla dose testata, il THCV potrebbe non aver influito sull'ECS. Studi recenti in animali hanno mostrato che gli effetti metabolici positivi del THCV sono stati osservati con dosi significativamente superiori rispetto a quelle utilizzate in questo studio.

In conclusione, il THCV, somministrato da solo, ha dimostrato effetti promettenti sul controllo glicemico, ma senza influire sul peso corporeo o sui parametri lipidici. Le variazioni nelle concentrazioni di adiponectina e RBP-4 aggiungono complessità alla comprensione dei meccanismi coinvolti, sottolineando la necessità di ulteriori studi per delineare chiaramente il ruolo terapeutico del THCV nei soggetti con diabete di tipo 2.

CBD DA SOLO:

Il CBD da solo, sebbene non abbia evidenziato impatti significativi sugli esiti primari e secondari di efficacia rispetto al placebo, ha mostrato alcune variazioni interessanti nei marcatori associati al metabolismo e al controllo glicemico.

Particolarmente rilevante è la riduzione osservata nelle concentrazioni circolanti di resistina* rispetto al basale. La resistina è comunemente associata a obesità e resistenza insulinica, quindi la sua diminuzione può essere interpretata come un potenziale effetto benefico del CBD sulle vie metaboliche [39].

In aggiunta, il CBD ha incrementato le concentrazioni circolanti di GIP*, un ormone incretina noto per le sue proprietà insulinotropiche e di conservazione delle cellule beta pancreatiche [40]. Tuttavia, nonostante questi effetti positivi sulla resistina e sul GIP, il CBD non ha determinato miglioramenti significativi nel controllo glicemico.

Il CBD è noto per il suo agonismo indiretto sui recettori CB1, aumentandone l'attività costitutiva. Inoltre, il CBD inibisce l'idrolisi di AEA, aumentando i livelli di questo endocannabinoide. Studi clinici su soggetti con schizofrenia hanno dimostrato un aumento significativo dei livelli sierici di AEA in risposta a dosi elevate di CBD (800 mg/giorno), con conseguente miglioramento clinico.

Tuttavia, in situ a questo studio, il CBD, somministrato a dosi notevolmente inferiori (200 mg/giorno), non ha mostrato alcun impatto significativo sui livelli plasmatici di endocannabinoidi. Ciò suggerisce che, alle dosi utilizzate nello studio, il CBD potrebbe avere una limitata interazione con il sistema endocannabinoide.

È importante notare che, mentre studi preclinici su roditori hanno spesso utilizzato dosi di CBD significativamente più elevate rispetto a quelle somministrate ai partecipanti a questo studio umano, la mancanza di effetti terapeutici osservati con il CBD potrebbe essere attribuita alla dose relativamente bassa utilizzata.

In conclusione, il CBD da solo ha mostrato alcune modifiche positive nei marcatori metabolici, ma a dosi inferiori potrebbe non avere esercitato un impatto significativo sul controllo glicemico nei soggetti con diabete di tipo 2. Ulteriori ricerche sono necessarie per valutare l'efficacia del CBD a dosi più elevate e comprendere appieno il suo potenziale nel contesto del controllo glicemico.

COMBINAZIONE DI CBD E THCV:

La combinazione di CBD e THCV, nelle proporzioni 1:1 o 20:1, non hanno mostrato un impatto significativo sui parametri di efficacia, ad eccezione di un miglioramento nelle valutazioni CGIC (Clinical Global Impression of Change) con il trattamento 1:1 CBD/THCV.

Nonostante una tendenza a un miglioramento nella maggior parte dei parametri lipidici, non sono emersi effetti positivi significativi nella combinazione di CBD e THCV. È interessante notare che l'incidenza complessiva degli eventi avversi correlati al trattamento è stata inferiore nel gruppo di trattamento 1:1 CBD/THCV. Questo potrebbe aver contribuito a una percezione migliorata della condizione complessiva dei soggetti con questo trattamento, nonostante l'assenza di miglioramenti significativi nei parametri misurati.

Va sottolineato che gli effetti positivi precedentemente osservati con il THCV da solo sembrano essere persi nella combinazione con il CBD. Allo stesso modo, gli effetti positivi del CBD sul GIP e sulla resistina non sono stati riscontrati nei trattamenti combinati. Questi risultati indicano la possibilità che la combinazione di CBD e THCV possa contrastare i benefici terapeutici individuali di ciascun composto, almeno nelle proporzioni e dosi testate in questo studio.

Le ragioni di questa mancanza di sinergia potrebbero essere attribuibili a diversi fattori, come interazioni a livello di recettori, interferenze reciproche nel metabolismo o nella durata terapeutica, che richiedono ulteriori indagini. È fondamentale esplorare più approfonditamente la dinamica di interazione tra CBD e THCV per comprendere completamente il loro impatto combinato e ottimizzare il potenziale terapeutico di entrambi i composti nella gestione del diabete di tipo 2 e della dislipidemia.

Conclusioni

Il sistema endocannabinoide (ECS), che modula l'assunzione di cibo e l'omeostasi energetica [22-23], è coinvolto nell'obesità e nel diabete di tipo 2, attivando i recettori cannabinoidi 1 (CB1) e 2 (CB2) [23]. Il rimonabant, un antagonista/inverso agonista del recettore CB1, ha mostrato benefici metabolici nei soggetti con diabete di tipo 2, ma è stato ritirato a causa di effetti avversi psichiatrici. Lo scopo di questo studio pilota era di esaminare l'effetto clinico e la tollerabilità di due fitocannabinoidi, THCV e CBD, sia da soli che in combinazione, in individui affetti da diabete di tipo 2 e dislipidemia.

I risultati ottenuti sono stati i seguenti: Il THCV ha dimostrato una significativa riduzione della glicemia a digiuno e un aumento della funzione delle cellule beta, dei livelli di adiponectina e delle concentrazioni di apolipoproteina A (Apo A). Inoltre, il THCV è stato ben tollerato dai pazienti coinvolti nello studio. Questi risultati suggeriscono che il THCV potrebbe rappresentare una nuova opzione terapeutica nel trattamento del diabete di tipo 2 e della dislipidemia.

Ulteriori ricerche su scala più ampia sono necessarie per confermare e approfondire tali risultati, esplorando ulteriormente il potenziale terapeutico del THCV e del CBD, sia separatamente che in combinazione.

Considerazioni finali

In questa ricerca clinica, la prima volta in cui sono stati esaminati gli effetti del CBD e del THCV su individui con diabete di tipo 2 e dislipidemia, è emerso che il THCV ha migliorato il controllo glicemico, suscitando quindi l'interesse per ulteriori indagini in questo settore terapeutico.

Nonostante il CBD non abbia mostrato alcun effetto metabolico rilevabile, ha comunque determinato cambiamenti desiderabili in alcune concentrazioni di adipochine e ormoni intestinali. L'incidenza degli eventi avversi è stata simile nei gruppi di trattamento, evidenziando una buona tollerabilità sia per il CBD che per il THCV.

Nel complesso, lo studio non ha identificato nuove preoccupazioni per la sicurezza. Il THCV potrebbe rappresentare un nuovo agente terapeutico nel controllo glicemico in soggetti con diabete di tipo 2.

Cannabis sativa L. (var. *indica*) Exhibits Hepatoprotective Effects by Modulating Hepatic Lipid Profile and Mitigating Gluconeogenesis and Cholinergic Dysfunction in Oxidative Hepatic Injury

Ochuko L. Erukainure[1], Motlalepula G. Matsabisa[1*], Veronica F. Salau[2], Sunday O. Oyedemi[1,3], Omolola R. Oyenihi[1], Collins U. Ibeji[4] and Md. Shahidul Islam[2]

LA CANNABIS SATIVA L. (VAR. INDICA) MOSTRA EFFETTI EPATOPROTETTIVI MODULANDO IL PROFILO LIPIDICO EPATICO MITIGANDO LA GLUCONEOGENESI E LA DISFUNZIONE COLINERGICA IN CASO DI DANNO EPATICO OSSIDATIVO

Ochuko L. Erukainure, Motlalepula G. Matsabisa, Veronica F. Salau, Sunday O. Oyedemi, Omolola R. Oyenihi, Collins U. Ibeji and Md. Shahidul Islam

Introduzione al secondo lavoro

I molteplici ruoli del fegato nelle funzioni metaboliche del corpo sono ampiamente documentati [41]. Questo organo svolge un ruolo cruciale nel mantenere e regolare l'omeostasi corporea, partecipando attivamente alla detossificazione ed escrezione di composti endogeni ed esogeni, nonché al metabolismo dei carboidrati, delle proteine e dei grassi [100-111]. Inoltre, il fegato è coinvolto nell'omeostasi del ferro e nello stoccaggio di eccessi di questo elemento [47-104]. Il ferro, essenziale per il mantenimento della salute ottimale, partecipa a diverse reazioni metaboliche e agisce come cofattore per enzimi fondamentali, grazie alla sua capacità di assumere due stati ionici diversi: ferroso (Fe^{2+}) e ferrico (Fe^{3+}) [104]. Questa versatilità gli conferisce un ruolo regolatore significativo nello stato redox cellulare [66], tuttavia, la disregolazione dell'omeostasi del ferro, con conseguente accumulo eccessivo nel fegato, può portare a una produzione aumentata di radicali liberi, causando uno squilibrio nello stato redox e contribuendo così alla lesione epatica ossidativa che risulta essere stata associata a diverse patologie epatiche, tra cui cirrosi, epatite, carcinoma epatocellulare e fibrosi [46]. Le piante medicinali, storicamente utilizzate nei trattamenti e nella gestione di malattie epatiche, diabete, cancro e malaria, rappresentano una parte importante della medicina tradizionale, ed in questo contesto la Cannabis sativa L., conosciuta come marijuana, canapa indiana ed erba, si distingue come una pianta erbacea annuale ampiamente utilizzata per scopi ricreativi, terapeutici, religiosi e alimentari e, la sua diffusione globale, con una produzione significativa in Africa, testimonia la sua importanza, con oltre il 25% della produzione mondiale proveniente da questo continente. I principali costituenti fitochimici della Cannabis sativa includono fitocannabinoidi, con un uso tradizionale riportato nella medicina cinese e indiana per trattare diverse patologie, tra cui diabete, malattie epatiche, cancro e disturbi neurologici [59].

Scopo dello studio

Questo studio mira a esplorare il potenziale epatoprotettivo delle foglie di Cannabis sativa valutandone l'efficacia nel contrastare lo stress ossidativo, regolare i livelli epatici dei lipidi e influenzare il metabolismo dei carboidrati, le attività purinergiche e la disfunzione colinergica nella lesione epatica ossidativa indotta dal ferro. In pratica, è stato condotto un esperimento ex vivo per indurre una lesione epatica incubando i tessuti epatici con Fe^{2+}, causando una diminuzione di glutatione ridotto*, superossido dismutasi*, catalasi* e l'attività degli ecto-nucleoside-triphosphate-diphospho-hydrolase (ENTPDase), oltre a provocare un significativo aumento dei livelli di trigliceridi*, colesterolo a bassa densità lipoproteica (LDL-C*), di malondialdeide*, ossido nitrico* e colesterolo, con contemporaneo aumento delle attività di ATPasi*, glicogeno fosforilasi*, glucosio-6-fosfatasi*, fruttosio-1,6-bisfosfatasi*, amilasi e lipasi. Il trattamento con estratti di esano, diclorometano (DCM) ed etanolo delle foglie di Cannabis sativa ha invertito significativamente ($p < 0,05$) questi cambiamenti, riportandoli quasi a livelli normali, tuttavia non è stato osservato un effetto significativo sui livelli di lipoproteine ad alta densità colesterolo HDL-C*. Gli estratti hanno anche migliorato l'utilizzo del glucosio nelle cellule epatiche di Chang. L'analisi mediante cromatografia liquida ad alte prestazioni (HPLC) ha rivelato la presenza di fenoli in tutti gli estratti, con la più alta concentrazione nell'estratto di etanolo. Il cannabidiolo (CBD) è stato identificato in tutti gli estratti, mentre il Δ-9-tetraidrocannabinolo (Δ-9-THC) è stato individuato solo negli estratti di esano e DCM. Studi di docking molecolare hanno evidenziato forti interazioni tra CBD e Δ-9-THC con il recettore adrenergico β2 del sistema adrenergico. I risultati indicano che la C. sativa possiede un grande potenziale nel proteggere contro la lesione epatica ossidativa, agendo sullo stress ossidativo, sulla gluconeogenesi e sull'accumulo di lipidi nel fegato, mentre modula le attività colinergiche e purinergiche. Queste attività potrebbero essere attribuite all'effetto sinergico dei composti identificati e alle interazioni con il sistema adrenergico.

Materiali utilizzati

Materiale Vegetale

Questa ricerca è stata condotta con l'approvazione (Permesso n. POS 248/2019/2020) dell'Autorità Regolatoria dei Prodotti Sanitari del Sudafrica per condurre, raccogliere, possedere, trasportare e conservare piante di cannabis, parti di piante e prodotti a fini di ricerca.

Lo studio ha inoltre ottenuto l'autorizzazione per la raccolta di piante di cannabis in Lesotho con il permesso (Permesso n.: 01/LS/2019/10/02-01). Le foglie di Cannabis sativa sono state ottenute dal Distretto di Mohale's Hoek, Lesotho (coordinate GPS: 30.333,776"S e 27.651,201"E). L'autenticazione della pianta è stata eseguita presso l'Herbarium Geo Potts dell'Università del Free State, Bloemfontein 9300, Sudafrica, assegnandole il numero di voucher BLFU MGM 0018. Questa autenticazione è stata ulteriormente verificata nel database online della lista delle piante sul sito http://www.theplantlist.org/ptl1.1/search?q=Cannabis+Sativa+L. Le foglie sono state essiccate all'aria e ridotte in polvere prima di essere sottoposte a un processo di estrazione sequenziale utilizzando solventi di crescente polarità: esano, diclorometano (DCM) ed etanolo per 48 ore con un'agitazione delicata di 100 rpm a temperatura ambiente.

Successivamente, ciascun solvente è stato decantato e concentrato a vuoto mediante l'uso di un evaporatore rotante R-215. Gli estratti risultanti sono stati raccolti in fiale di vetro e conservati al buio a temperatura ambiente.

Animali

Cinque ratti albini maschi (ceppo Sprague Dawley) con un peso compreso tra 180 e 200 g concessi dalla Biomedical Research Unit (BRU) Università di KwaZulu-Natal, Durban, Sudafrica, sono stati alloggiati in gabbie di plastica, nutriti con mangime granulato e forniti di acqua ad libitum, il tutto seguendo un ciclo di luce-buio di 12 ore in un fotoperiodo naturale. Prima del sacrificio, i ratti sono stati privati di cibo (digiuno notturno) per 12 ore e, successivamente sono stati sacrificati. Sono stati prelevati i loro fegati rimuovendone le macchie di sangue mediante risciacquo in soluzione di NaCl al 0,9%, quindi i fegati sono stati omogenizzati in tampone fosfato di sodio 50 mM a pH 7,5 (con l'aggiunta di 1% di Triton X-100). I campioni omogeneizzati sono stati quindi centrifugati a 15.000 rpm per 10 minuti a 4°C. Il sovranatante così ottenuto è stato raccolto e utilizzato immediatamente per gli studi ex vivo. La gestione e il trattamento degli animali sono stati condotti in conformità con le linee guida approvate dal Comitato Etico sugli Animali dell'Università di KwaZulu-Natal, Durban, Sudafrica. Lo studio ha ottenuto l'approvazione etica dal Comitato Etico sugli Animali dell'Università di KwaZulu-Natal (Numero di approvazione del protocollo: AREC/22/019D) (fig. 41bis A e fig. 41bis B).

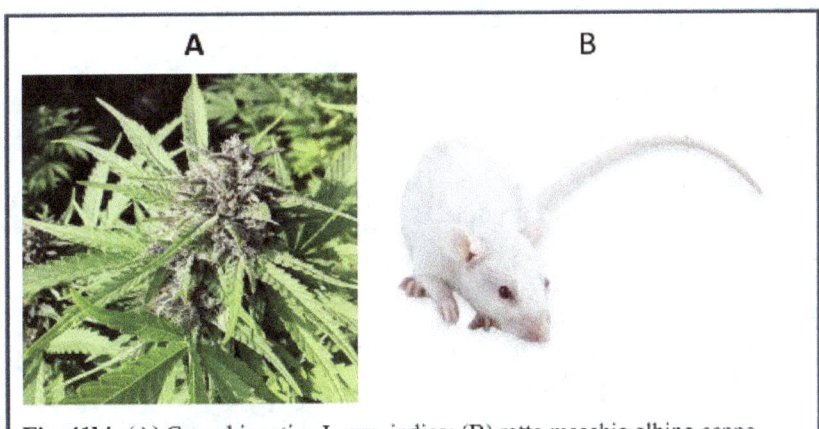

Fig. 41bis (A) Cannabis sativa L. var. indica; (B) ratto maschio albino ceppo Sprague Dawley – Fonte: web

Metodologie di studio

Induzione della lesione ossidativa

La lesione ossidativa è stata indotta in vitro seguendo protocolli precedentemente stabiliti, apportando lievi modifiche [45-83]. In sintesi, 100 µl del sovranatante del tessuto epatico è stato incubato con 15–240 µg/ml di ciascun estratto di esano, DCM ed etanolo, in presenza di 0,1 mM di $FeSO_4$, a 37°C per 30 minuti. Il cannabidiolo (CBD) è stato utilizzato come farmaco di riferimento, essendo il principale composto non psicoattivo presente in C. sativa. Le reazioni senza estratto o farmaco di riferimento hanno rappresentato il controllo negativo (non trattato), mentre il controllo normale consisteva in omogenati di tessuto epatico senza estratti, farmaci di riferimento e $FeSO_4$. La selezione delle dosi è stata basata su segnalazioni precedenti sulle proprietà epatoprotettive delle piante medicinali [110].

Metodologie di analisi

Attività antiossidanti

Il tessuto epatico è stato analizzato per valutare i livelli di glutatione ridotto (GSH*) [64], nonché l'attività degli enzimi catalasi e superossido dismutasi (SOD*) [56-80]. Inoltre, è stato misurato il livello di malondialdeide (MDA*) [58].

Livello di ossido nitrico

Il livello di ossido nitrico (NO*) nei tessuti epatici è stato determinato mediante il metodo di Griess [117-68].

Attivita' enzimatica colinergica

Lo stato colinergico dei tessuti epatici è stato stimato mediante l'utilizzo della procedura di Ellman per analizzare l'attività dell'acetilcolinesterasi [63].

Attività enzimatiche purinergiche

Le attività purinergiche dei tessuti epatici sono state analizzate determinando l'attività dell'adenilpirrofosfatasi (ATPasi) [42-67] e dell'ecto-nucleoside trifosfato difosfo-idrolasi (ENTPDasi) [44].

Attività enzimatiche gluconeogeniche

I tessuti epatici sono stati esaminati per le attività gluconeogeniche determinando le attività delle glicogeno fosforilasi [61-52], glucosio-6-fosfatasi [88-67] e fruttosio-1,6-bisfosfatasi [72-52] nei sovranatanti.

Attività amilasica epatica

L'attività dell'α-amilasi nei tessuti epatici è stata determinata impiegando un metodo precedentemente stabilito [97].

Attività lipasica epatica

L'attività lipasica nei tessuti epatici è stata valutata seguendo un protocollo precedentemente modificato [82-65].

Profilo lipidico epatico

Il profilo lipidico dei tessuti epatici è stato analizzato seguendo un metodo modificato precedentemente descritto [65]. In sintesi, i tessuti epatici sono stati incubati con 0,1 mM di $FeSO_4$ e 240 μg/ml di estratti vegetali o farmaco di riferimento a 37°C durante la notte.

Successivamente, i campioni sono stati centrifugati a 15.000 rpm per 10 minuti a 4°C. I sovranatanti dei tessuti sono stati decantati e utilizzati immediatamente per determinare il colesterolo totale, i trigliceridi (TG) e il colesterolo ad alta densità (HDL-C) dei tessuti epatici mediante un Analizzatore Chimico Automatico (Labmax Plenno, Labtest Co. Ltd., Lagoa Santa, Brasile) con kit di analisi commerciali, seguendo le istruzioni del produttore.

Utilizzo del glucosio nelle cellule del fegato di Chang

Le cellule del fegato di Chang (ATCC® CCL-13™) sono state ottenute dall'American Type Culture Collection (ATCC®), Manassas, VA, Stati Uniti. Le cellule sono state seminate in piastre di coltura a fondo piatto da 96 pozzetti (NUNC, Roskilde, Danimarca) a una densità di 6.000 cellule/pozzetto in un volume di 200 μl/pozzetto di terreno di crescita. Dopo 72 ore, sono stati aggiunti 10 μl degli estratti vegetali (250 μg/ml) o metformina* (20 μM) al terreno di coltura

Roswell Park Memorial Institute (RPMI) 1640 (Helm AG, Amburgo, Germania) già presente nei pozzi, ottenendo una concentrazione finale di 12,5 µg/ml per gli estratti vegetali e 1 µM per la metformina. Sono stati quindi sottoposti a incubazione per 48 ore. Dopo l'incubazione, il terreno di crescita è stato aspirato dai pozzi e sostituito con 100 µl di tampone di incubazione appena preparato (RPMI 1640 diluito con soluzione salina tampone (PBS) a 8 mM di glucosio con l'1% (p/v) di albumina sierica bovina (BSA; Roche Diagnostics, Mannheim, Germania) con e/o senza metformina o gli estratti. Le cellule sono state incubate ulteriormente per 3 ore a 37°C. Successivamente, un volume di 50 µl della miscela di reazione è stato miscelato con 200 µl di reagente di glucosio ossidasi (SERA-PAK Plus, Bayer, Leverkusen, Germania) in una piastra da 96 pozzetti e incubato per 15 minuti a 37°C. L'assorbanza è stata letta a 510 nm utilizzando un lettore di microtiter. L'utilizzo del glucosio è stato calcolato sottraendo la quantità di glucosio rimasto nel terreno dalla quantità data al tempo 0 [99].

Cromatografia liquida ad alta prestazione degli estratti vegetali

L'analisi della cromatografia liquida ad alta prestazione (HPLC) con rivelatore a diodo è stata effettuata utilizzando un apparecchio Agilent 1100 series (Agilent, Waldbronn, Germania) dotato di diodo array, autosampler, termostato a colonne e sgrassatore. La fase stazionaria era costituita da una colonna Phenomenex: Luna 5 µm C18 2) (150 × 4,6 mm; dimensione delle particelle 5 µm). Acqua contenente l'1% di acido formico (A) e acetonitrile (B) sono state utilizzate come fasi mobili a un flusso di 1 ml/min. L'eluzione del gradiente è stata la seguente: rapporto iniziale 95% A:5% B, mantenuto per 10 minuti, cambiato a 90% A:10% B in 10 minuti, cambiato a 70% A:30% B in 10 minuti, a 50% A:50% B in 10 minuti, mantenuto per 0,5 minuti e ritorno al rapporto iniziale in 0,5 minuti.

La temperatura è stata impostata a 30°C, il volume di iniezione è stato di 20,0 µl e i cromatogrammi sono stati registrati a 254 nm [65].

Studi di docking molecolare

Il docking molecolare è stato eseguito per determinare l'energia di legame di THC e CBD con i recettori dei cannabinoidi. La struttura tridimensionale è stata recuperata dalla forma legata al colesterolo del recettore adrenergico β2 umano (codice di accesso PDB: 3D4S) [76] con una risoluzione di 2,8 Å. La scatola della griglia più adatta è stata determinata utilizzando gli strumenti AutoDock [108]. Le strutture dei ligandi sono state recuperate da PUBMED e ottimizzate utilizzando Gaussian 09 [70]; ciò è stato fatto per ottenere la conformazione minimizzata. La dimensione determinata è stata X = 30 Y = 30 Z = 30 con uno spaziamento di griglia di 1,00 Å. Il sito di legame ottimale per il ligando è stato determinato utilizzando il metodo dell'algoritmo genetico di Lamarck [120]. Le cariche di Gasteiger sono state calcolate utilizzando l'interfaccia utente grafica AutoDock Tools fornita da MGL Tools [95].

Analisi statistica

I dati sono stati analizzati mediante ANOVA monofattoriale e presentati come media ± deviazione standard. La significatività statistica è stata stabilita a $p < 0,05$ utilizzando il test di Tukey per le differenze significative (HSD) a intervalli multipli. Le analisi statistiche sono state effettuate utilizzando il pacchetto statistico IBM per le Scienze Sociali (SPSS) per Windows, versione 23.0 (IBM Corp., Armonk, NY, USA).

Risultati e discussione

In questo studio, è stato dimostrato che l'incubazione dei tessuti epatici con $FeSO_4$ induce lesioni ossidative, manifestate da una significativa riduzione del glutatione ridotto (GSH), delle attività di superossido dismutasi (SOD) e catalasi, e da un aumento dei livelli di malondialdeide (MDA) e ossido nitrico (NO). Questi risultati indicano chiaramente la presenza di stress ossidativo e infiammazione nei tessuti epatici durante l'induzione di lesioni ossidative. Lo stress ossidativo è stato precedentemente associato alla patogenesi e alla progressione di malattie epatiche, come l'epatite alcolica, e la sua presenza nei tessuti epatici è stata confermata in questo studio [121-60-85]. Tuttavia, il trattamento con estratti di Cannabis sativa (esano, DCM ed etanolo) e CBD ha dimostrato un'azione significativa nel mitigare gli effetti dello stress ossidativo. Questi risultati sono in linea con ricerche precedenti che hanno suggerito le proprietà protettive della Cannabis sativa sul fegato [96-77] (fig. 42 e 43).

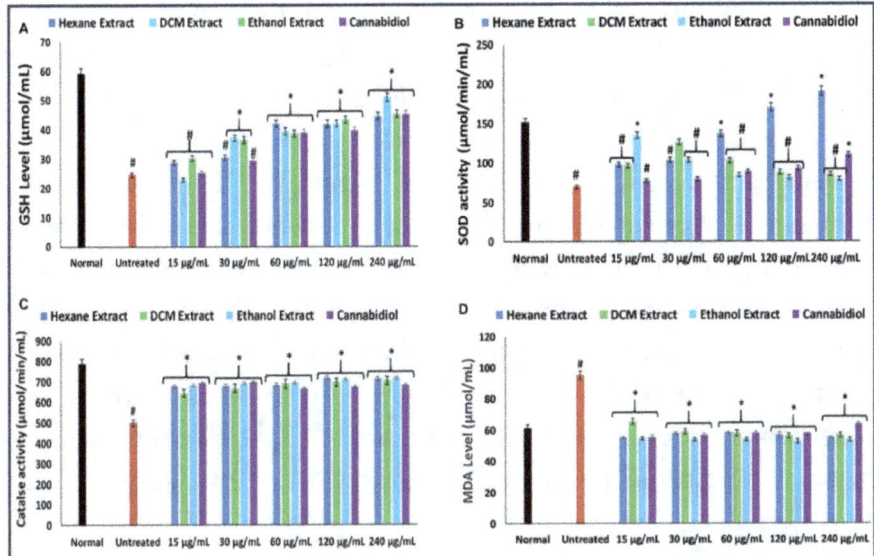

Fig. 42 – Effetto di Cannabis sativa su: (A) concentrazioni di GSH, (B) SOD, (C) catalasi e (D) concentrazioni di MDA in lesioni epatiche ossidative. Dati significativi ± deviazione standard; n = 3. * Statisticamente significativo ($p < 0,05$) rispetto ai tessuti non trattati; # statisticamente significativo ($p < 0,05$) rispetto ai tessuti normali. Normale: tessuti epatici non trattati con FeSO4 e/o C. sativa. Non trattato: tessuti epatici trattati solo con FeSO4. GSH, glutatione ridotto; SOD, superossido dismutasi; MDA, malondialdeide.

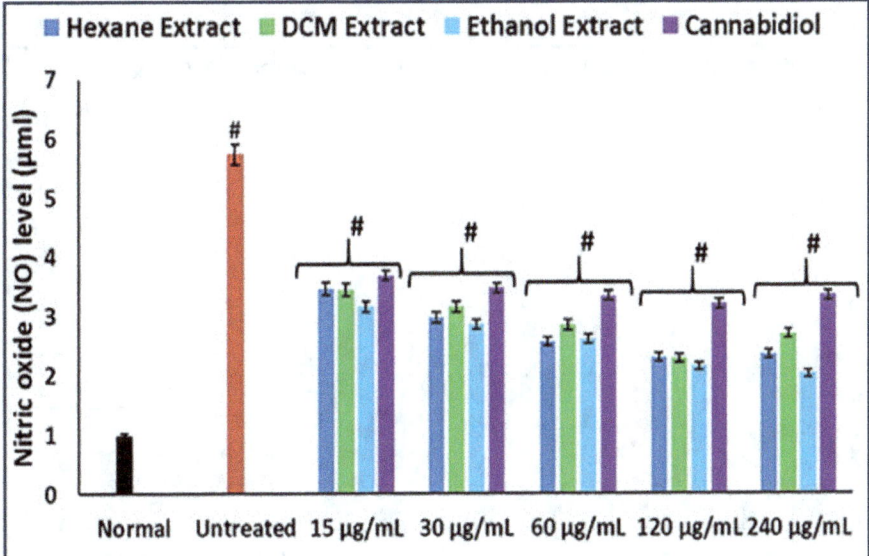

Fig. 43 – Effetto di Cannabis sativa sul livello di NO in lesioni epatiche ossidative. Dati = media ± deviazione standard; n = 3. * Statisticamente significativo ($p < 0,05$) rispetto ai tessuti non trattati; # statisticamente significativo ($p < 0,05$) rispetto ai tessuti normali. Normale: tessuti epatici non trattati con FeSO4 e/o C. sativa. Non trattato: tessuti epatici trattati solo con FeSO4.

Un'altra importante osservazione è stata la disfunzione colinergica epatica, evidenziata dall'incremento dell'attività dell'acetilcolinesterasi durante l'induzione di lesioni ossidative.

Questo fenomeno è stato associato all'infiammazione degli epatociti. Tuttavia, il trattamento con estratti di Cannabis sativa ha dimostrato di avere un effetto protettivo, riducendo significativamente l'attività dell'acetilcolinesterasi. Ciò suggerisce un ruolo potenziale della Cannabis sativa nel preservare la funzione colinergica durante lo stress ossidativo epatico, infatti, i risultati di questo studio supportano l'effetto mitigatore della Cannabis sativa sullo stress ossidativo e sulla disfunzione colinergica nei tessuti epatici [74-73-91-112], confermando il suo potenziale ruolo protettivo nel contesto delle malattie epatiche (fig. 44).

Disturbi nelle attività degli enzimi purinergici epatici sono stati implicati nell'epatotossicità [114]. Questi enzimi catalizzano la fosfo-idrolisi dell'adenosina trifosfato (ATP) e dell'adenosina monofosfato (AMP) per rilasciare il nucleotide segnalatore endogeno [43-51].

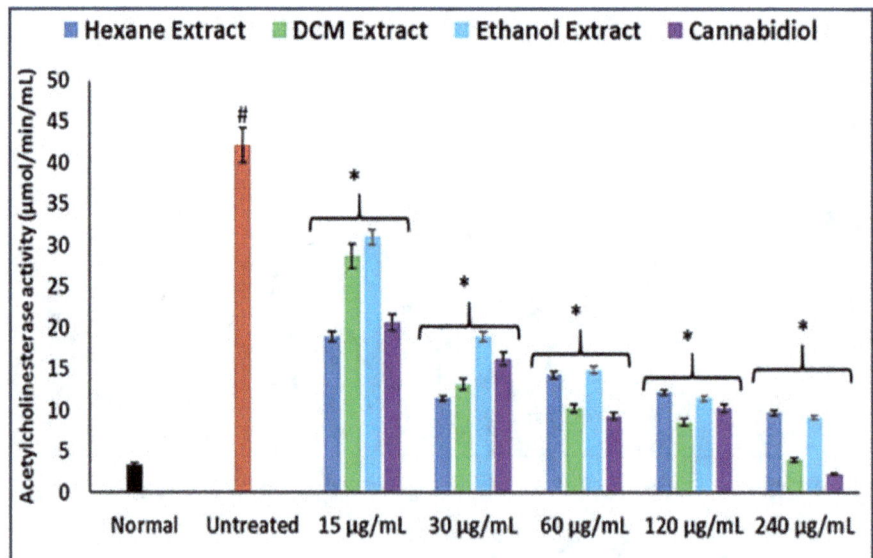

Fig. 44 – Effetto di Cannabis sativa sull'attività dell'acetilcolinesterasi in lesioni epatiche ossidative. Dati = media ± deviazione standard; n = 3. * Statisticamente significativo (p < 0,05) rispetto ai tessuti non trattati; # statisticamente significativo (p < 0,05) rispetto ai tessuti normali. Normale: tessuti epatici non trattati con FeSO4 e/o C. sativa. Non trattato: tessuti epatici trattati solo con FeSO4.

L'induzione di lesioni ossidative ha portato a un significativo aumento dell'attività dell'ATPasi, con una contemporanea diminuzione dell'attività dell'ENTPDasi come rappresentato nelle Figure 45A e 45B. L'aumento dell'attività dell'ATPasi rappresenta una diminuzione dell'attività epatica dell'ATP, mentre la diminuzione dell'attività dell'ENTPDasi rappresenta livelli ridotti di adenosina [107].

C'è stata una significativa inversione di queste attività durante il trattamento con gli estratti di Cannabis sativa, indicando quindi un effetto modulatorio degli estratti sulle attività purinergiche nell'epatotossicità mediata dall'ossidazione.

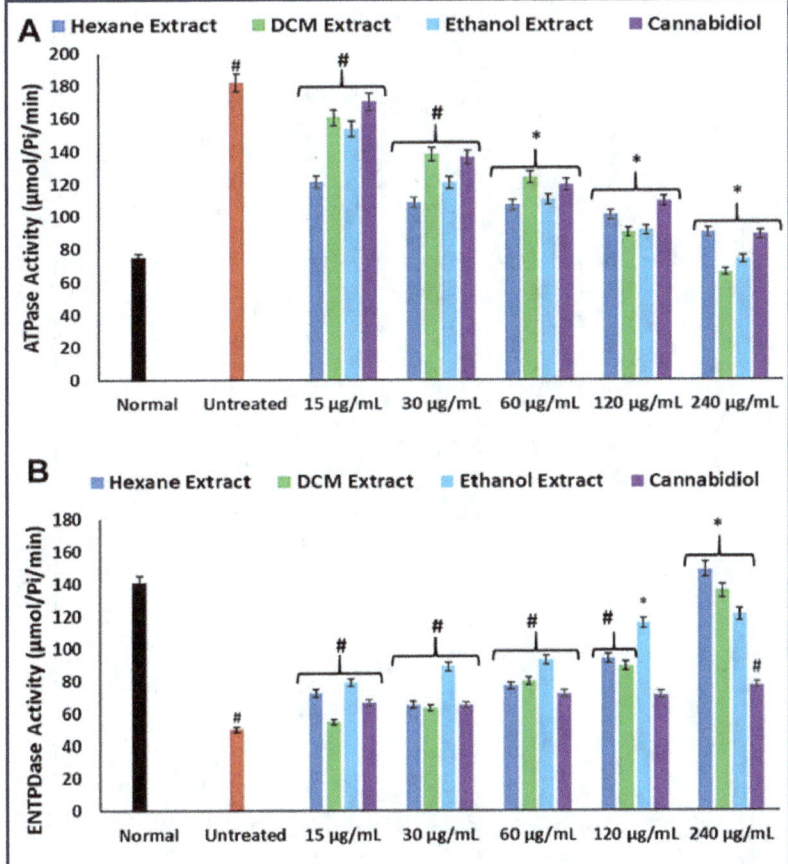

Fig. 45 – Effetto di Cannabis sativa sulle attività di (A) ATPasi e (B) ENTPDasi in lesioni epatiche ossidative. Dati = media ± deviazione standard; n = 3. * Statisticamente significativo ($p < 0,05$) rispetto ai tessuti non trattati; # statisticamente significativo ($p < 0,05$) rispetto ai tessuti normali. Normale: tessuti epatici non trattati con $FeSO_4$ e/o C. sativa. Non trattato: tessuti epatici trattati solo con $FeSO_4$. ATPasi, adenilpirrofosfatasi; ENTPDasi, ecto-nucleoside trifosfato difosfo-idrolasi.

In questo studio, l'induzione di lesioni ossidative da parte di FeSO$_4$ ha portato a significativi aumenti nelle attività di glicogeno fosforilasi, glucosio-6-fosfatasi e fruttosio-1,6-bisfosfatasi, indicando un aumento della gluconeogenesi e suggerendo una concentrazione epatica elevata di glucosio. Questo aumento della gluconeogenesi è stato precedentemente associato alle lesioni ossidative e riconosciuto come uno dei principali meccanismi nelle malattie epatiche [116-115] (fig. 46).

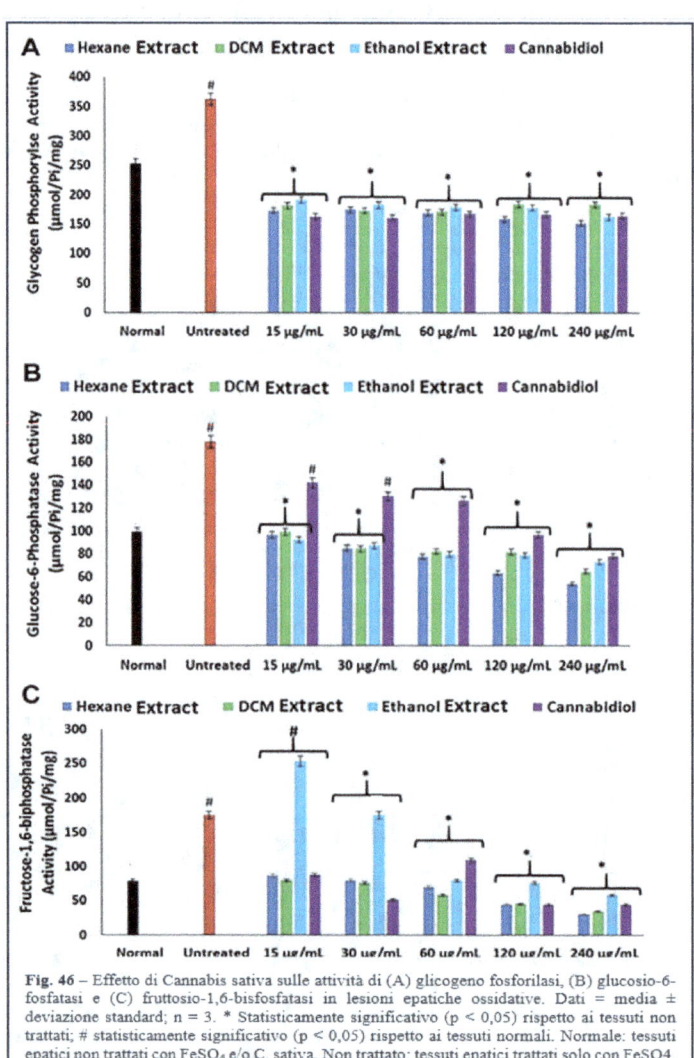

Fig. 46 – Effetto di Cannabis sativa sulle attività di (A) glicogeno fosforilasi, (B) glucosio-6-fosfatasi e (C) fruttosio-1,6-bisfosfatasi in lesioni epatiche ossidative. Dati = media ± deviazione standard; n = 3. * Statisticamente significativo (p < 0,05) rispetto ai tessuti non trattati; # statisticamente significativo (p < 0,05) rispetto ai tessuti normali. Normale: tessuti epatici non trattati con FeSO$_4$ e/o C. sativa. Non trattato: tessuti epatici trattati solo con FeSO4.

La gluconeogenesi* elevata può contribuire a livelli elevati di glucosio epatico, che, a sua volta, può avere effetti tossici. L'eccesso di glucosio può essere deviato verso varie vie, come la via poliolo, la formazione di prodotti finali della glicazione avanzata (AGE) e la via dell'esosamina*, contribuendo alla patogenesi di malattie epatiche [86].

Inoltre, l'eccesso di glucosio può subire l'ossidazione, generando radicali reattivi come il radicale enediolo e il radicale dell'anione superossido [90]. Tuttavia, il trattamento con gli estratti di Cannabis sativa ha invertito significativamente queste attività enzimatiche, indicando un effetto glicogenico. L'effetto glicogenico degli estratti suggerisce una ridotta disponibilità di glucosio per le vie ossidative menzionate. In sintesi, l'uso di estratti di Cannabis sativa ha dimostrato di avere un impatto positivo sulla regolazione metabolica, mitigando gli effetti avversi associati all'incremento della gluconeogenesi ossidativa nei tessuti epatici.

L'aumento dell'attività dell'amilasi epatica durante l'induzione di lesioni ossidative, come evidenziato nella figura 47A, conferma ulteriormente la presenza di una concentrazione epatica elevata di glucosio nella epatotossicità ossidativa. L'amilasi svolge un ruolo chiave nella trasformazione dei carboidrati alimentari in glucosio ed è stata associata all'iperglicemia [98-109]. Questo aumento dell'attività dell'amilasi suggerisce una risposta metabolica al maggior disfacimento dei carboidrati, contribuendo alla disponibilità di glucosio nel contesto della lesione ossidativa. Inoltre, l'induzione di lesioni ossidative ha portato a un'attività elevata della lipasi epatica, come rappresentato nella figura 47B.

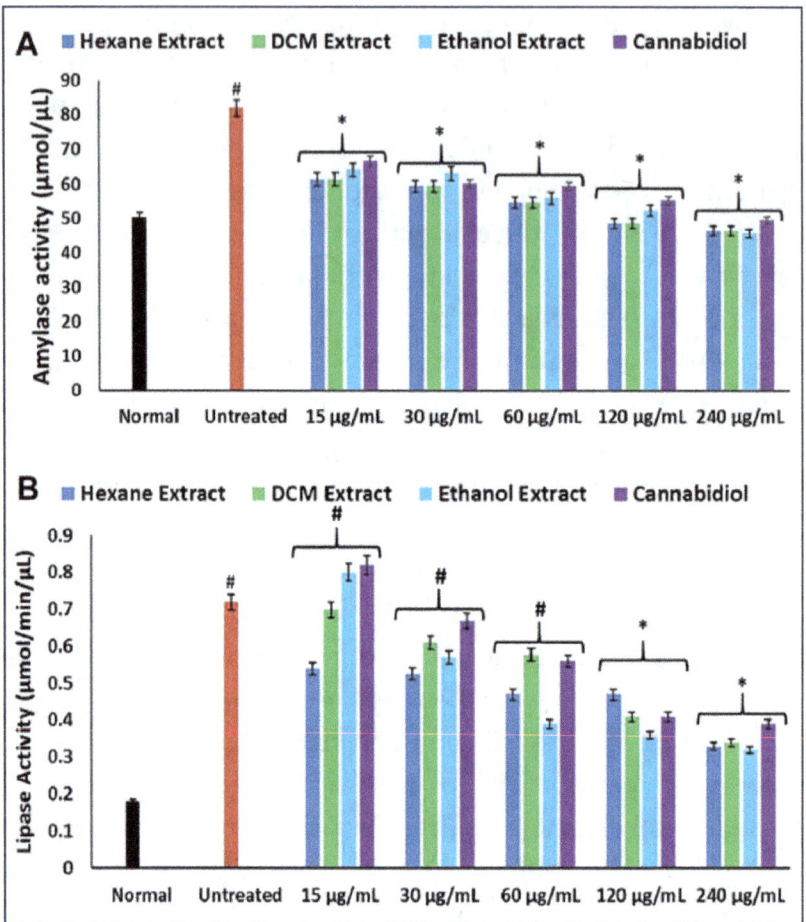

Fig. 47 – Effetto di Cannabis sativa sulle attività di (A) amilasi e (B) lipasi in lesioni epatiche ossidative. Dati = media ± deviazione standard; n = 3. * Statisticamente significativo ($p < 0,05$) rispetto ai tessuti non trattati; # statisticamente significativo ($p < 0,05$) rispetto ai tessuti normali. Normale: tessuti epatici non trattati con $FeSO_4$ e/o C. sativa. Non trattato: tessuti epatici trattati solo con $FeSO_4$.

L'attività aumentata della lipasi epatica è stata associata all'epatotossicità, poiché questo enzima regola i livelli di trigliceridi, contribuendo all'accumulo di lipidi nel fegato [53-89]. L'elevazione dell'attività della lipasi epatica durante l'induzione di lesioni ossidative suggerisce un metabolismo disregolato dei trigliceridi, che potrebbe contribuire alla steatosi epatica, caratterizzata da un accumulo eccessivo di lipidi nel fegato [81]. Il trattamento con estratti di Cannabis sativa ha mostrato un'inibizione significativa delle attività dell'amilasi e della lipasi epatica.

Questi risultati indicano la capacità degli estratti di modulare positivamente l'accumulo di glucosio e lipidi durante la epatotossicità ossidativa, suggerendo un potenziale effetto benefico nel mantenere l'omeostasi metabolica epatica.

Come rappresentato nella Figura 48, l'induzione di lesioni ossidative ha causato un aumento significativo ($p < 0,05$) dei livelli epatici di colesterolo e lipoproteine a bassa densità-cholesterolo (LDL-C), con livelli ridotti contemporanei di trigliceridi (TG) e colesterolo ad alta densità (HDL-C). Questo profilo lipidico disregolato è caratteristico di molte malattie epatiche, come l'epatite e la cirrosi [57-94]. Gli elevati livelli di colesterolo e LDL-C sono associati all'aumento dell'attività della lipasi epatica indotta dalle lesioni ossidative (fig. 47B) e suggeriscono un accumulo di lipidi nel fegato.

Il trattamento con Cannabis sativa ha ridotto significativamente ($p < 0,05$) i livelli epatici di colesterolo e LDL-C, tuttavia, non sono stati osservati cambiamenti significativi nei livelli di TG e HDL-C. La capacità degli estratti di ridurre i livelli epatici di colesterolo e LDL-C potrebbe indicare un effetto modulatorio sul metabolismo lipidico epatico durante la epatotossicità ossidativa. Questi risultati suggeriscono un potenziale ruolo benefico degli estratti di Cannabis sativa nel migliorare il profilo lipidico epatico compromesso durante lo stress ossidativo.

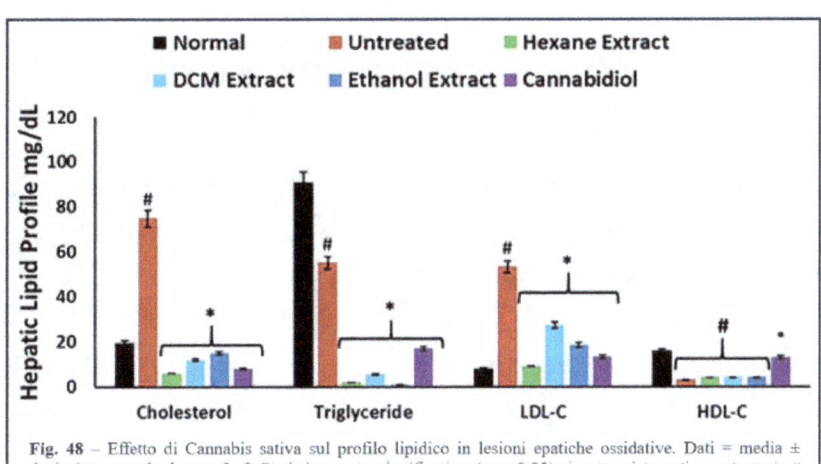

Fig. 48 – Effetto di Cannabis sativa sul profilo lipidico in lesioni epatiche ossidative. Dati = media ± deviazione standard; n = 3. * Statisticamente significativo ($p < 0,05$) rispetto ai tessuti non trattati; # statisticamente significativo ($p < 0,05$) rispetto ai tessuti normali. Normale: tessuti epatici non trattati con FeSO4 e/o C. sativa. Non trattato: tessuti epatici trattati solo con FeSO4.

Per approfondire l'analisi dell'impatto degli estratti di Cannabis sativa sul metabolismo epatico del glucosio, è stata condotta un'indagine sulla loro capacità di promuovere l'utilizzo del glucosio nel fegato, utilizzando cellule epatiche Chang. L'alterazione nell'uso epatico del glucosio, associata a un'eventuale intolleranza epatica al glucosio con conseguente accumulo di glucosio, è stata precedentemente associata alla patogenesi dell'epatotossicità [103-78-92].

I risultati indicano che tutti gli estratti, alla concentrazione più elevata, hanno mostrato una stimolazione dell'utilizzo del glucosio nel fegato, e tale effetto è stato favorevolmente confrontato con la metformina, come illustrato nella Figura 49.

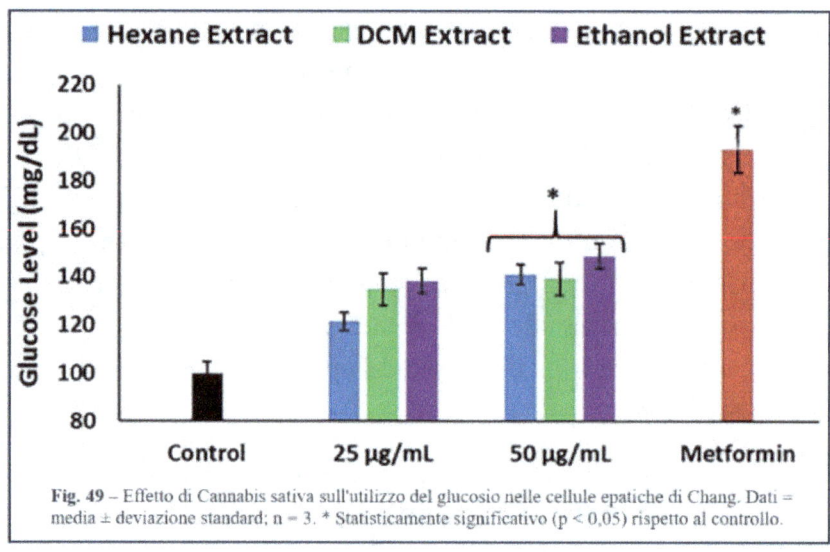

Fig. 49 – Effetto di Cannabis sativa sull'utilizzo del glucosio nelle cellule epatiche di Chang. Dati = media ± deviazione standard; n = 3. * Statisticamente significativo (p < 0,05) rispetto al controllo.

Questo suggerisce ulteriormente la capacità degli estratti di migliorare il metabolismo del glucosio, supportando l'ipotesi di una ridotta attività gluconeogenica (fig. 46A–C).

L'analisi mediante HPLC dell'estratto ha rivelato la presenza diffusa di composti fenolici in tutti gli estratti, con l'estratto di etanolo che ha mostrato il numero più elevato di composti identificati, come dettagliato nella Tabella 3.

I grafici HPLC sono visibili nelle Figure Supplementari S3A–C.

Compounds (retention time)	Parameters	Hexane	DCM	Ethanol
Rutin (1.44 min)	RT (min)	–	–	1.46
	DFS (min)			–0.02
Quercetin (1.78 min)	RT (min)	–	–	1.78
	DFS (min)			0.00
Cinnamic acid (1.93 min)	RT (min)	–	–	1.92
	DFS (min)			0.01
Vanillic acid (1.59 min)	RT (min)	1.57	–	–
	DFS (min)	0.02		
Vanillin (1.84 min)	RT (min)	1.83	1.89	–
	DFS (min)	0.01	–0.05	
Cannabidiol (7.71 min)	RT (min)	7.95	7.91	7.88
	DFS (min)	–0.24	–0.20	–0.17
Delta-9-tetrahydrocannabinol (14.44 min)	RT (min)	14.31	14.33	–
	DFS (min)	0.13	0.11	

Note. RT, retention time; DFS, difference in retention time; DCM, dichloromethane.

TABELLA 3 – Composti identificati mediante HPLC negli estratti di foglie di Cannabis sativa.

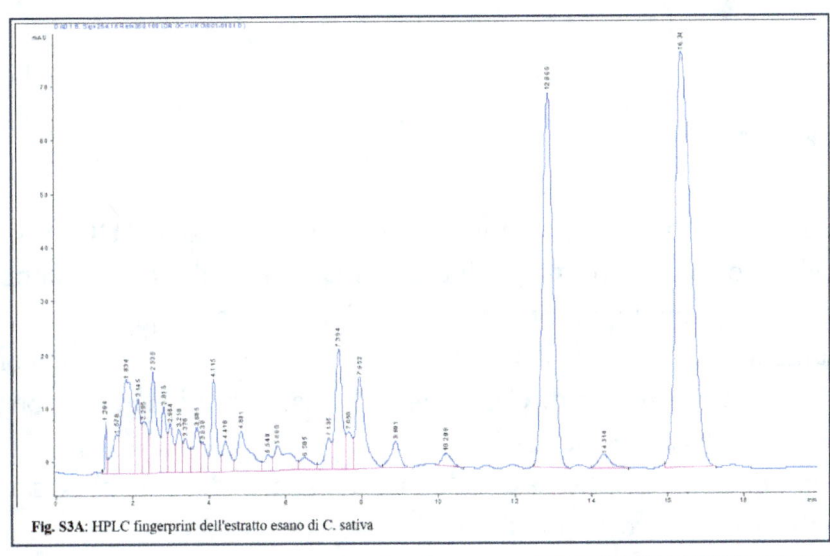

Fig. S3A: HPLC fingerprint dell'estratto esano di C. sativa

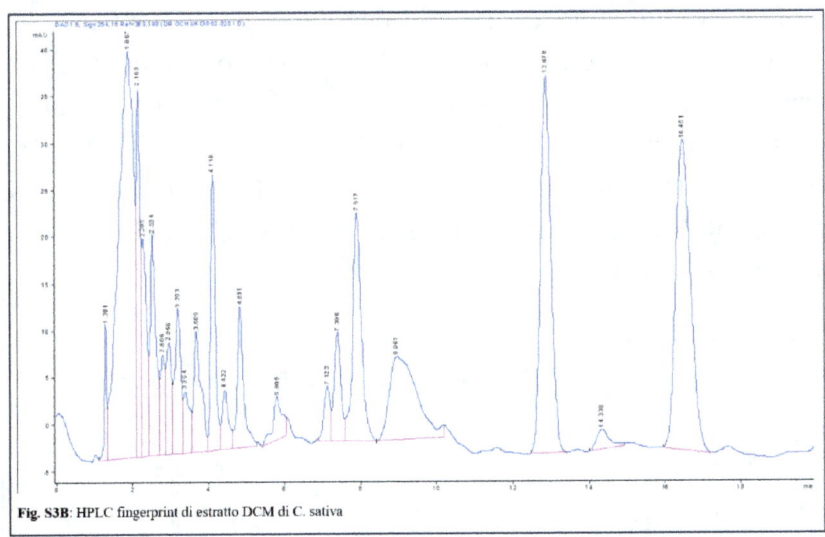

Fig. S3B: HPLC fingerprint di estratto DCM di C. sativa

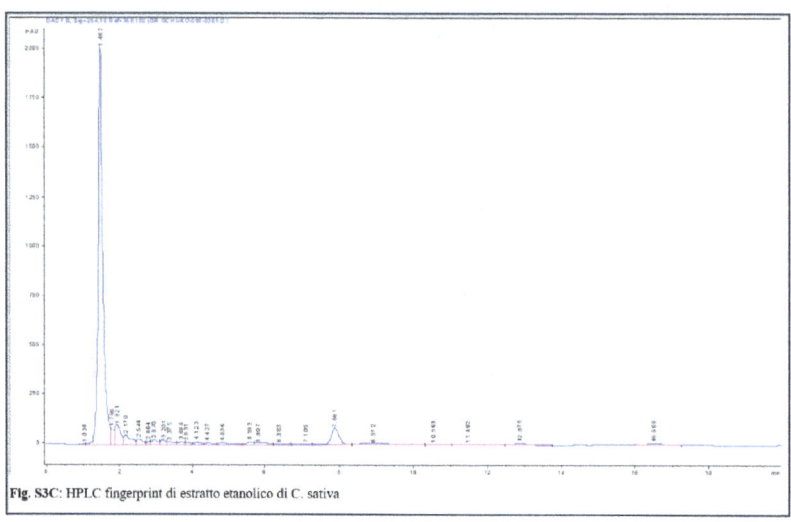

Fig. S3C: HPLC fingerprint di estratto etanolico di C. sativa

Tutti gli estratti contengono CBD, mentre il Δ-9-THC è stato individuato solo negli estratti di esano e DCM. È noto che i composti fenolici presentano proprietà antiossidanti ed epatoprotettive ben documentate [87-69]. Sia il CBD che il Δ-9-THC, riconosciuti come principali fitocomposti di Cannabis sativa, sono stati segnalati per le loro proprietà epatoprotettive [62-79].

Pertanto, le attività osservate negli estratti di Cannabis sativa potrebbero derivare da un effetto sinergico dei composti identificati.

Al fine di comprendere il ruolo degli estratti di Cannabis sativa nella modulazione dell'epatotossicità, è stato condotto un docking molecolare tra CBD, Δ-9-THC e il recettore adrenergico umano β2. I risultati hanno indicato che il Δ-9-THC ha dimostrato il più alto potenziale di legame con un'energia di -9,0 kcal/mol, legandosi al residuo TYR 316 del recettore adrenergico umano β2, come mostrato nella Tabella 4 e nella

Compounds	Binding energies (kcal/mol)	Amino acid residues
Tetrahydrocannabinol	−9.0	TYR 316
Cannabidiol	−8.7	TYR 308, THR 110

TABELLA 4 – Energie di legame e residui aminoacidici centrali tra residui e ligando ottenuti dal docking molecolare.

figura 50, suggerendo una potente interazione molecolare con il recettore adrenergico β2.

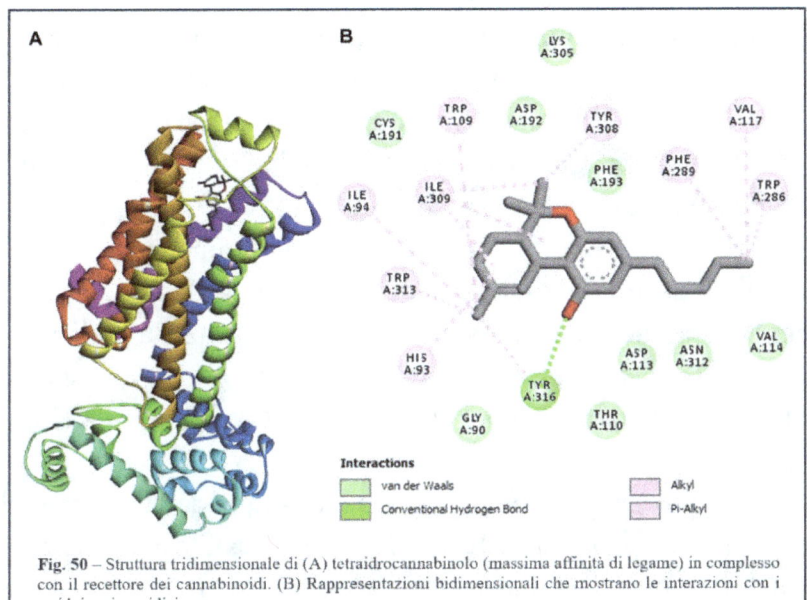

Fig. 50 – Struttura tridimensionale di (A) tetraidrocannabinolo (massima affinità di legame) in complesso con il recettore dei cannabinoidi. (B) Rappresentazioni bidimensionali che mostrano le interazioni con i residui aminoacidici.

Anche il CBD ha mostrato un'interazione significativa con un'energia di legame di -8,7 kcal/mol, legandosi ai residui TYR 308 e THR 110 del recettore adrenergico umano β2 (Tabella 4). Il recettore adrenergico β2 è stato precedentemente associato all'epatotossicità, poiché la sua attivazione è stata collegata all'aumento delle lipoproteine trigliceridiche epatiche, alla lipogenesi e alla disregolazione del metabolismo degli acidi grassi [113]. Le interazioni molecolari tra i fitocannabinoidi e il recettore suggeriscono il potenziale di CBD e Δ-9-THC nell'inattivare il recettore adrenergico β2, modulando così il sistema adrenergico. Questo potrebbe spiegare la capacità degli estratti di Cannabis sativa di inibire l'attività dell'epatolipasi (fig. 47B) e di sopprimere i livelli epatici di TG (fig. 48) nelle lesioni epatiche ossidative.

Sintesi dello studio

I risultati ottenuti evidenziano che l'induzione di lesioni epatiche ossidative ha generato uno stress ossidativo (fig. 42), il quale è stato associato a processi proinfiammatori quando l'anione superossido (O^{2-}), derivante dall'attività soppressa di superossido dismutasi (SOD) (fig. 42B), reagisce con livelli elevati di ossido nitrico (NO) (fig. 43), formando così radicali di perossinitrito.

Lo stress ossidativo* è inoltre indicato come responsabile di un'attività di acetilcolinesterasi accentuata (fig. 44), con conseguente disregolazione del metabolismo lipidico evidenziata dall'aumento dell'attività lipasica (fig. 47B) e dall'incremento dei livelli epatici di colesterolo, trigliceridi (TG) e lipoproteine a bassa densità (LDL-C) (fig. 48).

La gluconeogenesi iperattiva, evidenziata dall'aumento delle attività di glicogenofosforilasi, glucosio-6-fosfatasi, fruttosio-1,6-bisfosfatasi e attività amilasica (fig. 46A e 47A), ha portato a elevati livelli epatici di glucosio e a ridotti livelli di adenosina trifosfato (ATP) e adenosina (fig. 45A e B), in risposta a un basso utilizzo epatico del glucosio (fig. 49).

Livelli elevati di glucosio derivanti dalla gluconeogenesi iperattiva possono contribuire allo stress ossidativo (fig. 42) attraverso l'ossidazione al radicale enediolo.

Di conseguenza, il meccanismo proposto per l'epatoprotezione di Cannabis sativa contro le lesioni epatiche ossidative coinvolge la sua abilità nel mitigare lo stress ossidativo (fig. 42), la proinfiammazione (fig. 43), la disregolazione del metabolismo lipidico (fig. 47B e 48), la disregolazione del metabolismo del glucosio (fig. 46 e 47A), e la disfunzione colinergica e purinergica (fig. 44 e 45), simultaneamente stimolando l'assorbimento e l'utilizzo epatico del glucosio (fig. 49).

Conclusioni

In conclusione, i risultati di questo studio indicano che Cannabis sativa presenta la capacità di proteggere contro le lesioni epatiche ossidative, intervenendo efficacemente nello stress ossidativo, nella gluconeogenesi e nell'accumulo di lipidi epatici, contemporaneamente modulando le attività colinergiche e purinergiche. Queste azioni benefiche potrebbero derivare dall'effetto sinergico dei composti fenolici identificati, del cannabidiolo (CBD) e del Δ-9-tetraidrocannabinolo (Δ-9-THC), insieme alle possibili interazioni con il sistema adrenergico. Tuttavia, è importante notare che questo studio costituisce solo il primo passo di una serie di indagini pianificate per esplorare l'effetto terapeutico specifico di Cannabis sativa sulle lesioni epatiche ossidative.

Attualmente, sono in corso ulteriori studi in vivo mirati a decifrare il meccanismo molecolare sottostante a tali attività, fornendo così una comprensione più approfondita degli impatti terapeutici di questa pianta sulla salute epatica.

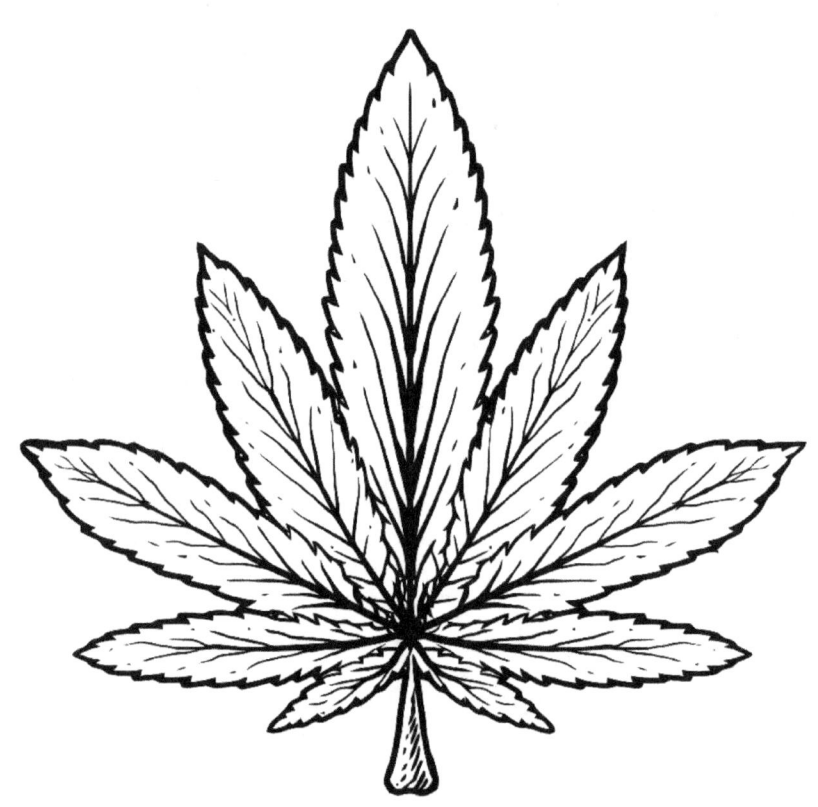

Abioye et al. Journal of Cannabis Research (2020) 2:6
https://doi.org/10.1186/s42238-020-0016-7

COMMENTARY
Open Access

Δ9-Tetrahydrocannabivarin (THCV): a commentary on potential therapeutic benefit for the management of obesity and diabetes

Amos Abioye[1], Oladapo Ayodele[2], Aleksandra Marinkovic[2], Risha Patidar[2], Adeola Akinwekomi[2] and Adekunle Sanyaolu[3*]

Δ9-TETRAIDROCANNABIVARINA: COMMENTI SUL POTENZIALE BENEFICIO TERAPEUTICO PER LA GESTIONE DELL'OBESITÀ E DEL DIABETE

Amos Abioye, Oladapo Ayodele,
Aleksandra Marinkovic, Risha Patidar,
Adeola Akinwekomi & Adekunle Sanyaolu

Introduzione al terzo lavoro

Quest'ultimo lavoro preso in esame ha visto gli studiosi impegnati in una minuziosa ricerca della letteratura elettronica (web) utilizzando articoli revisionati da esperti. Ho voluto includere questo studio all'interno del libro, proprio per corroborare ulteriormente quanto già detto in precedenza, infatti il lavoro di seguito descritto non ha subito alcuna rielaborazione, è stato quindi riportato così come pubblicato dagli autori.

In sintesi

La Δ9-tetraidrocannabivarina (THCV) è un composto derivato dalla cannabis con proprietà uniche che lo distinguono dai cannabinoidi più comuni, come il Δ9-tetraidrocannabinolo (THC). Il vantaggio principale del THCV rispetto al THC è la mancanza di effetti psicoattivi. Negli studi sui roditori, il THCV diminuisce l'appetito, aumenta la sazietà e regola il metabolismo energetico, rendendolo un rimedio clinicamente utile per la perdita di peso e la gestione dell'obesità e dei pazienti affetti da diabete di tipo 2. Le distinzioni tra THCV e THC in termini di controllo glicemico, metabolismo del glucosio e regolazione energetica sono state dimostrate in studi precedenti. Inoltre, l'effetto del THCV sulla dislipidemia e sul controllo glicemico nei diabetici di tipo 2 ha mostrato una ridotta concentrazione di glucosio plasmatico a digiuno rispetto a un gruppo placebo. Al contrario, il THC è indicato nei soggetti con cachessia. Tuttavia, le proprietà uniche e diverse del THCV forniscono neuroprotezione, soppressione dell'appetito, controllo glicemico e riduzione degli effetti collaterali, ecc.; pertanto, rendendolo un potenziale candidato prioritario per lo sviluppo di terapie clinicamente utili in futuro. Si spera che la THCV possa fornire una piattaforma opzionale per il trattamento di malattie potenzialmente letali.

Lavoro svolto

I benefici terapeutici degli estratti della pianta *Cannabis sativa L.* e delle sue sottospecie (canapa, marijuana) sono stati ampiamente studiati. Il cannabidiolo (CBD), il Δ-9-tetraidrocannabinolo (THC) e la Δ-9-tetraidrocannabivarina (THCV) sono i principali componenti isolati dalla *Cannabis sativa* e sono stati ampiamente riportati nella letteratura moderna. Il THC è il principale componente psicoattivo della *Cannabis sativa* e le sue proprietà medicinali sono attribuite alla sua specifica interazione con il sistema endocannabinoide (ECS) [123-139-127]. L'ECS è costituito da due tipi di recettori dei cannabinoidi endogeni accoppiati a proteine G (CB1 e CB2) che si trovano nel cervello dei mammiferi e in tutto il sistema nervoso centrale e periferico [141-145]. Il sistema ECS rappresenta un importante sistema neuromodulatore coinvolto nella regolazione delle risposte emotive, della reattività comportamentale e delle interazioni sociali. La manipolazione fisiopatologica dell'ECS è stata sfruttata come strumento chiave nella gestione di gravi condizioni patologiche del sistema nervoso centrale. Ad esempio, negli ultimi anni, elementi dell'ECS e i suoi percorsi sono stati esplorati come misure terapeutiche per mitigare alcune malattie del sistema nervoso centrale come il disturbo dello spettro autistico (ASD*) e l'epilessia [127]. Il sistema endocannabinoide è anche responsabile del mantenimento dell'omeostasi energetica e della regolazione del metabolismo dei lipidi e del glucosio [139]. Allo stesso modo, sono stati identificati marcatori molecolari nei trasportatori di membrana dell'ECS (AM404) che potrebbero innescare comportamenti autistici quando i recettori dei cannabinoidi vengono attivati [127].

Il THC produce vari effetti psicoattivi mediante l'attivazione dei recettori dei cannabinoidi CB1 nel cervello, in particolare i gangli della base, la substantia nigra, il globo pallido, l'ippocampo, il cervelletto, ecc. Queste posizioni indicano che il THC è coinvolto nella modulazione della memoria, delle emozioni e della percezione. movimento. L'attivazione dei recettori CB1 porta all'inibizione dell'adenilato ciclasi e al blocco dei canali del calcio voltaggio-operati, che a loro volta sopprimono l'eccitabilità neuronale e l'inibizione della neurotrasmissione della serotonina [141]. Pertanto, i benefici terapeutici del THC includono la gestione di condizioni associate a depressione, morbo di Parkinson, morbo di Alzheimer, convulsioni infantili resistenti, dolore cronico, sclerosi multipla, convulsioni, glaucoma, dolore neuropatico e una varietà di altre condizioni [134-133]. È importante notare che la Cannabis sativa non è una pianta miracolosa. Nonostante i benefici medicinali della marijuana, il suo uso cronico è stato collegato a condizioni come disturbi psicotici e disturbo da uso di cannabis, mentre il consumo acuto è collegato a sintomi psicotici, sindrome da iperemesi e ansia [124].

Pertanto sono stati intensificati gli sforzi di ricerca per sviluppare diversi analoghi sintetici ad alta affinità degli antagonisti dei recettori dei cannabinoidi CB1 e degli agonisti inversi come farmaci terapeutici per la gestione della tossicodipendenza, della sindrome metabolica e del diabete. La letteratura è piena di agonisti inversi dei recettori dei cannabinoidi CB1 che sono stati sviluppati per la gestione della dipendenza da farmaci, della sindrome metabolica, del diabete di tipo 2 e della dislipidemia [125].

Il rimonabant, un agonista inverso/antagonista selettivo sintetico di prima generazione del recettore CB1, è stato approvato in Europa nel 2006 per il trattamento dell'obesità anoressica [124]. Questo farmaco esercita il suo effetto sul SEC bloccando selettivamente i recettori CB1; quindi, riducendo l'appetito e inducendo ipofagia. In uno studio randomizzato in doppio cieco, controllato con rimonabant e placebo, il rimonabant ha prodotto una significativa riduzione del peso corporeo dei soggetti da 2,6 a 6,3 kg rispetto al placebo tra i gruppi che assumevano 20 mg di rimonabant al giorno. L' HbA1c nei pazienti obesi è diminuita dello 0,5-0,6% rispetto ai pazienti che assumevano metformina o sulfanilurea ed una riduzione dello 0,8% rispetto ad una riduzione dello 0,3% nel gruppo placebo. Anche il colesterolo legato alle lipopropteine ad alta densità (HDL-C) è aumentato significativamente del 22,3% rispetto al 13,4% nel gruppo placebo, mentre il livello dei trigliceridi è diminuito in tutti gli studi del 6,8% rispetto ad un aumento dell'8,3% nel gruppo placebo ($p < 0,0001$). I livelli di adiponectina, un ormone proteico che regola il livello di glucosio e la degradazione degli acidi grassi negli esseri umani, sono aumentati significativamente del 23% rispetto al basale nel gruppo rimonabant da 20 mg. Si è concluso che il rimonabant è efficace nel controllare i livelli di glucosio nel sangue e nel ridurre il peso nei pazienti obesi; tuttavia, è stato ritirato dal mercato globale nel 2008 a causa dell'aumento dell'incidenza di nausea, infezioni del tratto respiratorio superiore e gravi effetti collaterali psichiatrici tra cui depressione e ideazione suicidaria [126-128-138]. Ciò ha lasciato un enorme divario nella ricerca poiché molte aziende farmaceutiche hanno abbandonato lo sviluppo di agonisti inversi dei recettori CB1. Si è ritenuto che lo sviluppo di nuovi composti che siano antagonisti neutri del recettore CB1 con selettività per i recettori periferici possa essere di grande valore nell'ottenimento di risultati metabolici simili con effetti avversi psichiatrici minimi o nulli. Pertanto la ricerca in questo settore è continua.

Il THCV è un agonista inverso/antagonista selettivo del recettore CB1, simile al rimonabant ma non presenta gli effetti avversi identificati del rimonabant. Questa breve recensione discute i potenziali benefici terapeutici del THCV, un analogo naturale del THC, nella gestione dell'obesità e del diabete di tipo 2, i suoi potenziali effetti collaterali e il meccanismo d'azione all'interno dell'ECS.

Metodologia utilizzata per la stesura del lavoro

Come già descritto precedentemente, è stata eseguita una ricerca narrativa della letteratura elettronica utilizzando articoli sottoposti a revisione paritaria pubblicati dal 1° gennaio 1970 al 30 settembre 2019. Un articolo è stato selezionato se includeva parole chiave come Δ9-tetraidrocannabivarina (THCV), Δ9-tetraidrocannabinolo

(THC), Cannabis sativa (marijuana), obesità, peso corporeo, metabolismo e diabete. Gli articoli sono stati quindi rivisti e inclusi in base all'applicabilità all'argomento.

Analisi del THCV

Il THCV è un analogo naturale del THC. A differenza del THC, che è psicoattivo e un agonista dei recettori CB1 e CB2, il THCV è un antagonista/agonista inverso neutro e non psicoattivo del CB1 e può agire come agonista o antagonista sui recettori CB2 a seconda della sua dose. Si ritiene tuttavia che il THCV prevenga gli effetti psicologici del THC; il meccanismo attraverso il quale il THCV antagonizza l'effetto del THC è sconosciuto. Inoltre, a differenza del THC, il THCV produce effetti ipofagici sia nei topi a digiuno che in quelli non a digiuno [144]. Ne consegue che la THCV ha un grande potenziale per la gestione dell'obesità.

L'effetto del THCV sull'obesità indotta dalla dieta (DIO*) e sull'obesità genetica (GO) è stato valutato nei topi (4 topi per gruppo) utilizzando due intervalli di dosaggio somministrati per via orale di soluzione madre di THCV. La soluzione è stata opportunamente diluita alla concentrazione richiesta utilizzando olio di semi di sesamo, per il gruppo DIO a 0,3–12,5 mg/kg due volte al giorno per 30 giorni e 0,1–12,5 mg/kg una volta al giorno per 45 giorni. Uno studio pilota su 0,3–3 mg/kg per via orale una volta al giorno; ed è stato condotto anche un intervallo di dosaggio completo di 0,1-12,5 mg/kg una volta al giorno per 30 giorni in topi obesi [148]. I risultati sono stati confrontati con un potente agonista inverso del CB1 (l'AM251) somministrato per via orale alla dose di 10 mg/kg una volta al giorno o 5 mg/kg due volte al giorno come controllo positivo. Entrambe le dosi di AM251 hanno ridotto significativamente il peso corporeo dei topi di oltre 8 g ($p < 0,001$), mentre il THCV non ha avuto alcun effetto significativo sul peso corporeo in nessuna delle dosi utilizzate nello studio. Allo stesso modo, AM251 ha ridotto l'assunzione di cibo totale nei primi 10 giorni dello studio, ma il THCV non ha avuto effetti significativi sull'assunzione di cibo da parte dei topi durante lo studio. Né AM251 né THCV hanno influenzato l'assunzione di acqua. Tuttavia, è stata riscontrata una riduzione significativa del contenuto di grassi sia da parte di AM251 (26,4%) che di THCV (31,1%) rispetto al controllo (42,1%). In genere non è stato riscontrato alcun effetto statisticamente significativo su questi parametri nei topi geneticamente obesi. Si è concluso che, analogamente all'AM251, il THCV ha un'elevata affinità per i recettori CB1 e un'elevata penetrazione nel cervello, producendo alcuni effetti metabolicamente benefici tipici dell'agonista inverso del recettore CB1 in due diversi modelli murini di obesità. L'effetto più forte è stato sui livelli plasmatici di glucosio e insulina, nonché sui trigliceridi epatici. Si è ritenuto che la THCV possa essere utile per il trattamento della sindrome metabolica e/o del diabete di tipo 2, da sola o come trattamento adiuvante con altre opzioni terapeutiche.

Poiché l'ECS modula l'appetito, il consumo di cibo e il comportamento alimentare negli animali e nell'uomo [145], l'uso acuto di THC, un agonista parziale dei recettori CB1, è classicamente associato ad effetti acuti di aumento dell'appetito, così come ad un aumento della frequenza di assunzione di saccarosio [137]. Quando il THC è stato somministrato ai ratti prima dell'infusione intraorale della soluzione di saccarosio, è stato notato che il THC aumentava la frequenza di assunzione di saccarosio a 30 e 60 minuti e, in particolare, aumentava l'appetibilità all'intervallo di 120 minuti [137]. Al contrario, il rimonabant, un antagonista CB1 simile al THCV, ha prodotto l'inversione della maggiore frequenza di assunzione di saccarosio e un aumento dell'appetibilità [137].

In un rapporto simile, il THCV, un antagonista neutro dei recettori CB1, ha provocato una diminuzione dell'assunzione di cibo e una riduzione del peso corporeo nei modelli murini; esercitando così un effetto anti-obesità nei modelli murini mediante avversione al cibo [148-147]. L'effetto metabolico del THCV può essere spiegato dalla sua interazione con il recettore transitorio del potenziale canale cationico sottofamiglia V membro 1 (TRPV1), noto anche come recettore della capsaicina [144]. A differenza del THC, si osserva che il THCV induce un effetto metabolico terapeutico ripristinando la sensibilità all'insulina in modelli di topi obesi e interagendo con i canali TRPV1 [130]. È stato dimostrato che il THCV ripristina la sensibilità all'insulina nei modelli di topi obesi indotti dalla dieta e riduce l'obesità modulando i processi metabolici.

Le strutture chimiche dei due fitocannabinoidi sono evidenziate nelle figure 9 e 13 (THC e THCV). Questi fitocannabinoidi condividono alcune caratteristiche strutturali simili che includono un anello dibenzopiranico e una catena alchilica idrofobica, ma ciascuno interagisce con l'ECS in modo leggermente diverso [132-136]. Esistendo in continuo equilibrio dinamico tra loro, gli endocannabinoidi fanno parte di una classe di ammidi, esteri ed eteri di acidi grassi strutturalmente correlati [132]. Sebbene ciascuno di questi composti abbia una struttura molecolare, una biosintesi e proprietà fisico-chimiche leggermente diverse, interagiscono tutti con l'ECS per mantenere l'omeostasi e regolare il metabolismo dei lipidi e del glucosio [148-137].

Ad esempio, il THC e il CBD vengono biosintetizzati come acido tetraidrocannabinolico (THC-A) e acido cannabidiolico (CBD-A) rispettivamente da un comune precursore dell'acido cannabigerolico (CBG). Questi fitocannabinoidi sono inattivi nel loro stato acido naturale ma vengono convertiti nelle rispettive forme terapeuticamente attive mediante un processo di decarbossilazione quando riscaldati. Sebbene provengano dallo stesso precursore, il THC agisce come un agonista sui recettori dei cannabinoidi e determina un aumento dell'assunzione di lipidi e glucosio [139-137-136], mentre il THCV mostra attività antagoniste ai recettori dei cannabinoidi [146]. Gli studi che utilizzano modelli murini hanno indicato effetti terapeutici dose-dipendenti [135]. A basse dosi endovenose (0,1, 0,3, 1,0 e/o 3 mg/kg), il THCV di origine vegetale e i suoi analoghi sintetici (O-4394 e O-4395) mostrano antagonismo sui recettori dei cannabinoidi invertendo alcuni degli effetti della THC, come l'antinocicezione e l'ipotermia indotte dal THC [142]. Il THC attiva sia i recettori CB1 periferici che centrali [140] quando somministrato da solo. A dosi più elevate, sia O-4394 che O-4395 mostrano effetti agonistici sui recettori dei cannabinoidi provocando ipotermia (superiore a 3 mg/kg) e antinocicezione (superiore a 10 mg/kg) [142]. I recettori dei cannabinoidi e i loro ligandi sono stati implicati nella regolazione dell'alimentazione e del controllo metabolico [129-143] fornendo un potenziale beneficio terapeutico per il trattamento del diabete di tipo 2 nella popolazione umana.

È stato riportato un aumento significativo del peso corporeo (24%) e dell'adiposità (60%) nei topi CB1+/+* rispetto ai topi CB1 −/−* quando entrambi i gruppi sono stati alimentati con una dieta standard contenente 3,5 kcal/g e 14,5% di energia sotto forma di grassi [143]. Tuttavia, quando entrambi i tipi di topi sono stati alimentati con una dieta ricca di grassi incline all'obesità (contenente 4,9 kcal/g e il 49% dell'energia sotto forma di grassi), i topi CB1−/− non hanno sviluppato obesità a differenza dei topi CB1+/+, nonostante l'apporto energetico simile. Ciò suggerisce una migliore regolazione metabolica nei topi CB1−/− [143]. In un altro studio, i livelli di glucosio plasmatico a digiuno e il test di tolleranza al glucosio orale (OGTT) sono migliorati nei topi con obesità indotta dalla dieta quando il THCV di origine vegetale veniva somministrato due volte al giorno [148]. La somministrazione intraperitoneale di THCV nei roditori ha comportato perdita di peso, ridotto apporto di cibo, ridotto contenuto di grasso corporeo, aumento del dispendio energetico, rapida risposta insulinica all'OGTT [148] e riduzione dei trigliceridi epatici [143-131].

Similmente agli studi clinici sull'uomo con rimonabant menzionati sopra, il rimonabant, antagonista selettivo del recettore CB1, ha mostrato potenti proprietà anti-obesità nei topi obesi CB1+/+, portando a magrezza e ipofagia [148-143]. Nei ratti Zucker, il rimonabant ha ridotto i livelli di trigliceridi plasmatici, acidi grassi liberi, colesterolo totale e ha aumentato i livelli di rapporto lipoproteine ad alta densità/lipoproteine a bassa densità (HDL/LDL) [146]. Effetti simili sui profili lipidici sono stati osservati quando una dose elevata di THCV di origine vegetale (12,5 mg/kg) è stata somministrata una volta al giorno a topi obesi indotti dalla dieta [148]. Non si è verificato alcun cambiamento significativo nel profilo glicemico fino a dopo 3 settimane di somministrazione di dosi elevate di THCV di origine vegetale (12,5 mg/kg), dove la somministrazione di THCV una volta al giorno ha comportato una riduzione della glicemia a digiuno e la somministrazione di THCV due volte al giorno ha comportato un aumento dell'intolleranza al glucosio [148]. Ciò suggerisce che il THCV ha un effetto più profondo basato sulla leptina sul profilo lipidico rispetto al profilo del glucosio sia negli stati a digiuno che in quelli non a digiuno. Nei topi knockout per CB1, il rimonabant non mostra le proprietà anti-obesità precedentemente osservate nei topi obesi indotti dalla dieta [143]. Come il THCV, altri antagonisti sintetici dei cannabinoidi come O-4394 e O-4395 [143-131], modulano l'attività del recettore dei cannabinoidi. Hanno mostrato un'attività fisiologica simile, spostando il (3)-H-CP55940 nel cervello del topo e antagonizzando l'attività specifica nei siti dei recettori CB1 nel cervello dei topi e nei vasi deferenti (CP55940 e R-(+)-WIN55212), rispettivamente [122].

In uno studio pilota crossover, in doppio cieco, controllato con placebo, che ha coinvolto dieci consumatori di cannabis di sesso maschile (meno di 25 usi/occasione), sono stati somministrati 10 mg di THCV puro o placebo per 5 giorni seguiti da 1 mg di infusione endovenosa di THC l'ultimo giorno. Quando una bassa dose di THCV orale veniva somministrata prima della dose endovenosa di THC, il THCV attenuava gli effetti ben noti del THC, inclusi effetti psicotici e paranoici con relativa compromissione della memoria a breve termine [131]. In un altro studio pilota randomizzato, in doppio cieco, controllato con placebo, a gruppi paralleli, la sicurezza e l'efficacia di THCV e CBD sono state valutate in pazienti con diabete di tipo 2 utilizzando i parametri glicemici e lipidici. Sessantadue pazienti volontari con diabete di tipo 2 non trattato con insulina sono stati randomizzati in cinque gruppi di trattamento, vale a dire: CBD (100 mg due volte al giorno), THCV (5 mg due volte al giorno), rapporto

1:1 di CBD e THCV (5 mg/ 5 mg, due volte al giorno), rapporto 20:1 tra CBD e THCV (100 mg/5 mg, due volte al giorno) e placebo abbinato per 13 settimane (vedi paragrafi precedenti). I pazienti avevano almeno 18 anni di età con livelli di emoglobina A1C (HbA1C) inferiori al 10% [135].

Il THCV ha ridotto significativamente la glicemia a digiuno (da 7,4 a 6,7 mmol/L) rispetto al gruppo placebo che è aumentato da 7,6 a 8 mmol/L [21] con una differenza di trattamento stimata (ETD) di -1,2 mmol//L, $p < 0,05$. Ha inoltre migliorato l'Homeostasis Model Assessment (HOMA2) della funzione delle cellule β pancreatiche da 105,1 a 144,4 punti rispetto a 96,4-94,7 punti nel gruppo placebo (ETD = 44,6 ± 16,1, $p < 0,01$) [135]. L'adiponectina è l'ormone proteico coinvolto nella regolazione dei livelli di glucosio nel plasma e nella degradazione degli acidi grassi (funzione pancreatica). La funzione delle cellule β pancreatiche è migliorata significativamente nel gruppo di trattamento con THCV rispetto al placebo (ETD = -5,9 × 10^6 pg/mL, $p < 0,01$), così come l'apolipoproteina A (ETD = - 6,02 μmol/L, $p < 0,05$), ma non è stato riscontrato alcun effetto significativo sul colesterolo HDL. Il CBD ha diminuito significativamente la resistina (-898 pg/mL, $p < 0,05$) e ha aumentato il peptide insulinotropico glucosio-dipendente (21,9 mL, p < 0,05) rispetto al basale.

Si è concluso che il THCV e il CBD da soli e i loro prodotti combinati erano ben tollerati nei pazienti volontari con diabete di tipo 2. Il THCV ha ridotto significativamente la glicemia a digiuno, ha aumentato la funzione delle cellule β, nonché le concentrazioni di adiponectina e Apo A nei pazienti con diabete di tipo 2. Era evidente che la THCV potesse fornire un modello per lo sviluppo di nuovi agenti terapeutici per il controllo glicemico, in particolare per i diabetici di tipo 2.

Da quanto sopra, è ovvio che l'effetto non psicoattivo del THCV fornisce un vantaggio terapeutico rispetto ad altri analoghi dei cannabinoidi oltre ai suoi effetti ipoglicemizzanti e ipolipemizzanti. Pertanto, sono urgentemente necessarie ulteriori ricerche intensive per produrre agenti medicinali clinicamente utili dal THCV derivato dalla marijuana (Cannabis sativa). Come mostrato da questa breve recensione, è importante sottolineare che il THCV puro di origine vegetale non ha suscitato gli effetti avversi comuni associati a rimonabant (reazione psichiatrica e di tipo ansiogeno) e AM251 (nausea) (McPartland et al. 2015). Sebbene la ragione di questa differenza non sia completamente compresa, è stato ipotizzato che il THCV potrebbe inibire in modo competitivo una delle vie di segnalazione di uno o più endocannabinoidi prodotti per via endogena attraverso l'attività del recettore CB1 [139]. Un'altra spiegazione per la funzione antiobesità del THCV può essere attribuita alla sua capacità di interagire con altri siti recettoriali, tra cui il recettore accoppiato alle proteine G (GPR55), il recettore vanilloide potenziale transitorio 1 (TRPV1) [130] e altri endocannabinoidi endogeni per il sito recettore [144]. Un riepilogo degli effetti del THCV sull'uomo e sul topo/animale: metabolismo, risposte glicemiche e lipidemiche sono evidenziati nella Tabella 5.

	Effetti del THCV		
	METABOLICO	GLICEMICO	LIPIDICO
STUDI UMANI	Aumentare l'indice di soppressione degli FFA (FFA auc/Insulin auc) (Muniyappa et al. 2013)	Induce intolleranza al glucosio negli uomini (Muniyappa et al. 2013) Alterata sensibilità all'insulina del tessuto adiposo (Muniyappa et al. 2013) Aumento degli indici di insulino-resistenza del tessuto adiposo (Muniyappa et al. 2013) Tolleranza normale al glucosio dovuta all'assenza di alterazioni della sensibilità al glucosio delle cellule β, della sensibilità alla velocità o della secrezione di insulina (Muniyappa et al. 2013) Diminuzione della glicemia a digiuno (Jadoon et al. 2016) Miglioramento della funzione delle cellule β pancreatiche (Jadoon et al. 2016)	Nessuna differenza nel livello di colesterolo totale (Muniyappa et al. 2013) Livello plasmatico di HDL più basso (Muniyappa et al. 2013) rispetto a HDL plasmatico non influenzato (Jadoon et al. 2016) Nessuna differenza nel colesterolo LDL (Muniyappa et al. 2013) Nessuna differenza nei trigliceridi (Muniyappa et al. 2013) Nessuna differenza nei livelli di FFA (Muniyappa et al. 2013)
STUDI ANIMALI	Glicemia a digiuno migliorata (Wargent et al. 2013)	L'attivazione del CB1R pancreatico porta alla morte delle cellule β e compromette la secrezione di insulina (Muniyappa et al. 2013) Miglioramento della tolleranza al glucosio (Wargent et al. 2013) Aumento della sensibilità all'insulina (Wargent et al. 2013) Ripristina la sensibilità all'insulina nelle cellule insulino-resistenti (Wargent et al. 2013)	Aumento dell'ipertrofia degli adipociti – aumento del grasso epatico (Muniyappa et al. 2013) Aumento della lipogenesi (Muniyappa et al. 2013) Nessun effetto sul colesterolo totale e sui trigliceridi plasmatici (Wargent et al. 2013) Nessun cambiamento nelle concentrazioni di colesterolo HDL (Wargent et al. 2013)

TABELLA 5 – Nota: dati provenienti da Muniyappa (Muniyappa et al. 2013) e colleghi, Wargent (Wargent et al. 2013) e colleghi e Jadoon (Jadoon et al. 2016) e colleghi

Conclusioni

Gli effetti psicoattivi del THC nella marijuana sono le ragioni principali per la sua classificazione come sostanza stupefacente, anche se è il THC che la Food and Drug Administration (FDA*) statunitense ha approvato per la stimolazione dell'appetito e l'aumento di peso. A differenza del THC, i vantaggi clinici e terapeutici del THCV riguardo alla sua mancanza di effetti psicoattivi negli studi sull'uomo sono di grande valore nella farmacoterapia. D'altro canto, la duplice attività farmacologica del THCV sui recettori CB1/CB2, che mostra effetti agonisti e antagonisti a seconda del dosaggio, indica la necessità di ulteriori ricerche.

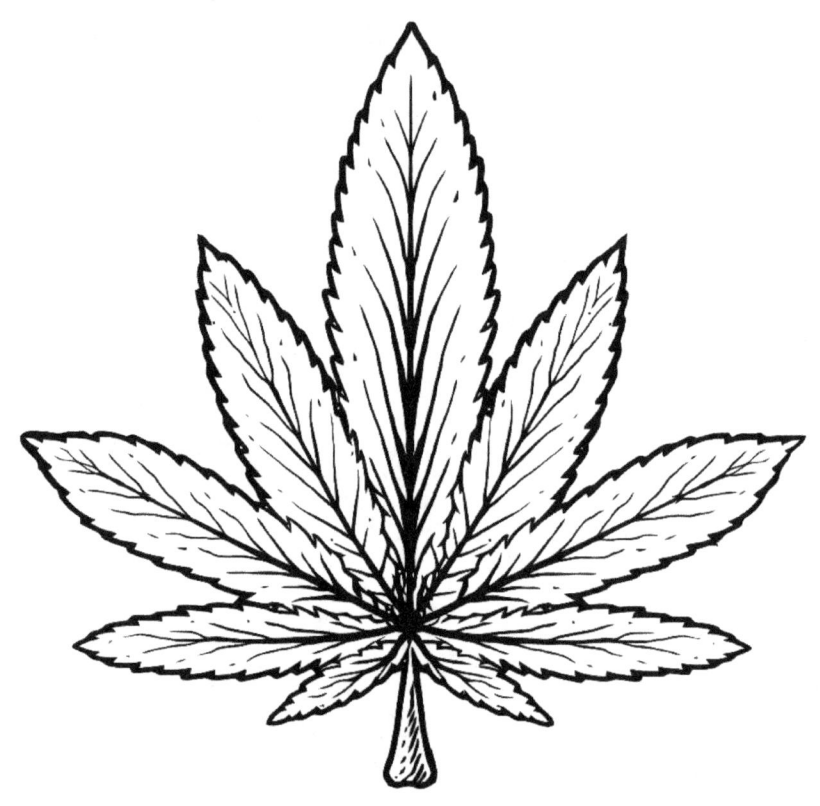

ESTRAZIONE DEI PRINCIPI ATTIVI

FM1 ed FM2

Come già detto precedentemente, il THC e il CBD manifestano proprietà farmacologiche distintive: il THC è principalmente psicotropo, mentre il CBD ha attività analgesica e antiossidante e mitiga gli effetti collaterali del THC[149]. La combinazione di questi cannabinoidi con altri componenti del fitocomplesso sembra essere alla base dell'efficacia degli estratti medicinali, con una minore incidenza di effetti collaterali rispetto ai farmaci sintetici simili.

Il Decreto del Ministero della Salute del 9 novembre 2015 autorizza l'Istituto Chimico e Farmaceutico Militare di Firenze (ICFM) alla coltivazione/produzione autonoma della cannabis medica. Dal gennaio 2017, l'ICFM ha reso disponibili i primi lotti di un prodotto chiamato Cannabis FM2, con concentrazioni standardizzate di THC (5-8% w/w – ovvero la quantità di THC è compresa tra il 5% e l'8% del peso totale) e CBD (7,5-12% w/w). Da luglio 2018, è disponibile una seconda varietà chiamata FM1 con un contenuto dichiarato di THC del 13-20% w/w e CBD <1% w/w. FM1 ed FM2 vengono distribuiti alle farmacie autorizzate per la preparazione di preparati galenici, dietro presentazione di prescrizione medica. I dati del Ministero della Salute indicano una crescita progressiva del consumo nazionale di cannabis, che nel 2018 è stato di circa 578 tonnellate di materia grezza e per questo motivo si è deciso di soddisfare la crescente domanda, integrando la produzione con l'importazione di prodotti olandesi a base di cannabis non registrati, seguendo però le direttive dell'Office of Medicinal Cannabis.

Estrazione dei principi attivi

Il recupero dei diversi principi attivi nella decozione è limitato e presenta rapporti variabili tra THC e CBD. Inoltre, la stabilità dei cannabinoidi in soluzione acquosa è molto bassa, consentendo l'uso solo di preparazioni estemporanee. Le preparazioni oleose, al contrario, presentano un rapporto THC/CBD più elevato grazie a un miglior recupero di THC e una maggiore stabilità nel tempo. Queste preparazioni mostrano una diminuzione della concentrazione del principio attivo inferiore al 20% nei primi giorni dalla preparazione e mantengono una stabilità sostanziale a lungo termine, fino a un anno a temperatura ambiente. Mentre nella letteratura scientifica sono descritti vari metodi per la preparazione di formulazioni galeniche, l'assenza di standardizzazione sembra essere responsabile della notevole variabilità nelle concentrazioni dei principi attivi riscontrata.

Le tecniche estrattive rivestono un ruolo cruciale nella separazione e nell'isolamento dei vari componenti della cannabis dal materiale vegetale. Questi metodi avanzati consentono di ottenere estratti che contengono specifiche sostanze chimiche desiderate, contribuendo così alla produzione di composti farmaceutici o terapeutici.

La complessità della pianta di cannabis, che ospita oltre cento cannabinoidi, quali il cannabidiolo (CBD) e il tetraidrocannabinolo (THC), richiede l'impiego di tecniche di estrazione mirate. Nel contesto della cannabis, è comune utilizzare le tecniche estrattive per isolare componenti specifici di interesse, ma può anche sorgere l'interesse nella creazione di estratti più ampi, noti come estratti della pianta intera. Questi estratti conservano una vasta gamma di componenti desiderabili della cannabis, offrendo un approccio olistico alla terapia. Oltre ai ben noti cannabinoidi, la cannabis è ricca di oltre 500 sostanze chimiche diverse, tra cui terpeni e flavonoidi. Questa diversità chimica contribuisce alla complessità della pianta e alla sua potenziale varietà di benefici terapeutici.

Le tecniche di estrazione sono fondamentali per isolare non solo i cannabinoidi principali, come CBD e THC, ma anche altre sostanze di interesse quali CBG, terpeni e flavonoidi. La possibilità di isolare singole sostanze di interesse consente ai produttori di creare formulazioni specifiche e personalizzate per le esigenze dei pazienti. Gli scienziati impegnati nella ricerca sulla cannabis stanno continuamente affinando le tecniche estrattive per massimizzare la precisione e l'efficacia nella produzione di estratti con proprietà terapeutiche specifiche. Inoltre, l'evoluzione continua delle tecniche estrattive è essenziale per svelare il pieno potenziale terapeutico della cannabis e delle sue molteplici componenti chimiche.

Gli estratti di cannabis si distinguono in base al metodo di produzione utilizzato, con concentrazioni e caratteristiche uniche che li rendono distinti. Mentre concentrati come l'hashish e il kief (ne parleremo nei paragrafi di seguito) sono ottenuti tramite processi naturali, gli estratti richiedono l'utilizzo di solventi specifici. Nell'ambito delle estrazioni di cannabis, i solventi più diffusi sono il butano (BHO), l'anidride carbonica (CO_2), l'etanolo (alcol etilico), il propano etc., ognuno con caratteristiche che influenzano il risultato finale. I concentrati di cannabis, spesso indicati come estratti, sono notevolmente più potenti rispetto alle normali infiorescenze. Le loro applicazioni mediche sono ben documentate, offrendo sollievo a pazienti con vari disturbi.

Quando prodotti correttamente, i concentrati mantengono le caratteristiche distintive del ceppo di cannabis da cui sono derivati: il profumo, il sapore e gli effetti vengono amplificati grazie alla maggiore concentrazione percentuale in peso di cannabinoidi e terpeni. Questi estratti di cannabis rappresentano una risorsa preziosa nel campo della medicina, offrendo una modalità di somministrazione più potente ed efficiente per coloro che cercano benefici terapeutici specifici. La diversità di solventi disponibili e le varie tecniche di estrazione continuano a contribuire a un panorama in continua evoluzione di prodotti concentrati, evidenziando l'importanza della ricerca e dell'innovazione nel settore della cannabis terapeutica.

In questa prima parte di questo capitolo ci accingeremo ad esaminare le varie tecniche utilizzate per l'estrazione dei principi attivi della cannabis distinguendo tecniche cosiddette "convenzionali" ovvero l'estrazione con solventi organici, l'estrazione con idrocarburi o quella con fluidi supercritici e tecniche innovative di estrazione per concentrati.

Estrazione con solventi organici

L'estrazione di cannabis attraverso l'uso di alcool ha una storia che si estende per centinaia di anni. I cannabinoidi mostrano un'ottima solubilità in alcoli come l'isopropanolo e l'etanolo, purché il contenuto di acqua nell'alcool sia mantenuto basso. Le tinture di cannabis realizzate con l'etanolo (fig. 51a) hanno fatto parte della farmacopea e, prima del periodo di proibizione, erano ampiamente disponibili per il trattamento di numerosi disturbi.

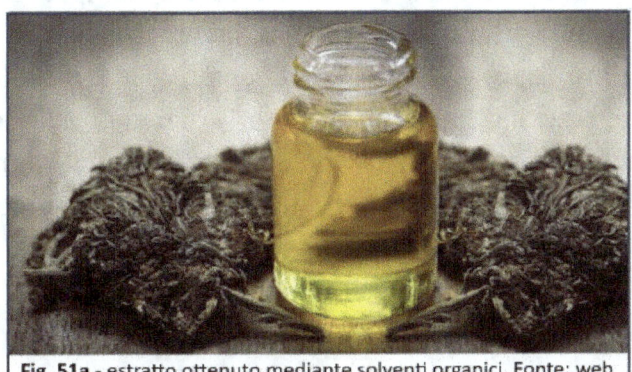

Fig. 51a - estratto ottenuto mediante solventi organici. Fonte: web

L'impiego di etanolo come solvente per estrarre i componenti benefici dalla pianta di cannabis è considerato un metodo notevolmente più sicuro e più semplice rispetto ad altre tecniche. Per ottenere un estratto di questo tipo, solitamente bastano circa 3 minuti di immersione nel solvente scelto. L'etanolo emerge come il solvente più comune, anche se alcune aziende possono utilizzare alternative come cloroformio, metanolo o olio d'oliva, ognuno dei quali è considerato sicuro per l'uomo. La procedura inizia con la macerazione delle infiorescenze della pianta nella prima fase, immerse successivamente nel solvente. Questo processo richiede un periodo di tempo sufficiente per staccare i tricomi, ma deve essere limitato in modo da non estrarre eccessivamente altri composti indesiderati come la clorofilla, cere e altre sostanze vegetali. Il suo svantaggio principale risiede nella scarsa selettività. Sebbene questo metodo sia relativamente economico e abbia un processo piuttosto semplice, richiede ulteriori passaggi per purificare l'estratto: si adotta un approccio di rallentamento della cinetica operativa mediante l'utilizzo di reattori incamiciati prodotti dall'azienda giapponese *ASAHI Glassplant* a temperature generalmente inferiori ai -40 °C. disponibili in diverse volumetrie, dalla scala di laboratorio (poche centinaia di millilitri) fino a 100/200 litri. Questi reattori sono progettati per rispettare i rapporti dimensionali degli impianti industriali e sono costruiti con una particolare lavorazione di assottigliamento delle pareti per mantenere inalterata la resistenza meccanica, ma ottimizzare il trasferimento termico, consentendo di ridurre i tempi di reazione, un aspetto di grande rilevanza quando si lavora con i composti della canapa. Inoltre, questi reattori sono dotati della tecnologia Ring Buffle, caratterizzata da anelli di vetro posizionati nella camicia di circolazione che aumentano la superficie di scambio termico tra il fluido e la soluzione reagente, garantendo una termostatazione omogenea (fig. 51).

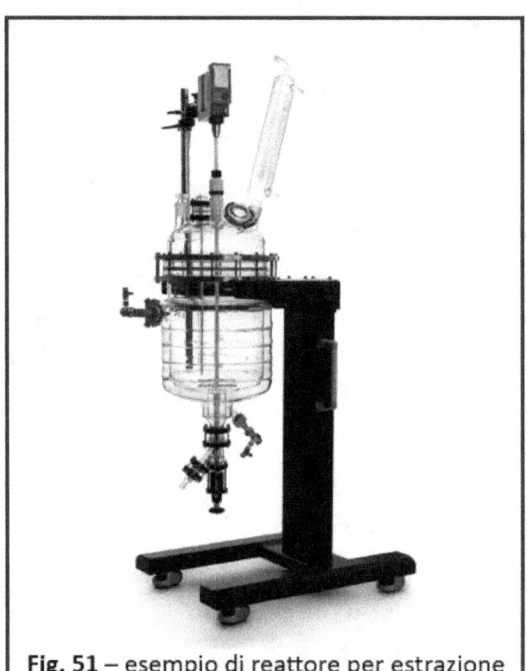

Fig. 51 – esempio di reattore per estrazione con solventi organici. Fonte: web

La soluzione estratta può poi essere concentrata mediante l'utilizzo di evaporatori rotanti, un'operazione che si prosegue fino a ottenere una massa resinosa fluida. Malgrado il rischio associato all'uso di sostanze infiammabili e la limitata capacità di controllo sulla selezione precisa delle sostanze da estrarre, l'estrazione di cannabis con alcool rimane una pratica significativamente utilizzata, benché l'industria continui ad esplorare nuove metodologie per migliorarne la sicurezza, l'efficienza e la precisione.

Estrazione attraverso idrocarburi

Il BHO, noto come Butane Hash Oil (fig. 52), rappresenta un concentrato di cannabis ottenuto attraverso l'uso del butano come solvente. La consistenza finale del BHO è influenzata da diverse variabili, con la temperatura che gioca un ruolo chiave e determina la denominazione specifica dell'estrazione in base alla sua consistenza.

La produzione di BHO richiede cannabis, butano liquido e un tubo pressurizzato e riscaldato. Successivamente, il butano viene rimosso attraverso l'evaporazione sottovuoto, facilitata dalla condizione di vuoto che trasforma il butano da liquido a gassoso, semplificandone così la sua estrazione. Questo metodo estrattivo produce un prodotto con un profilo terpenico importante e un gusto ricco, con concentrazioni di cannabinoidi che possono raggiungere il 75-90%.

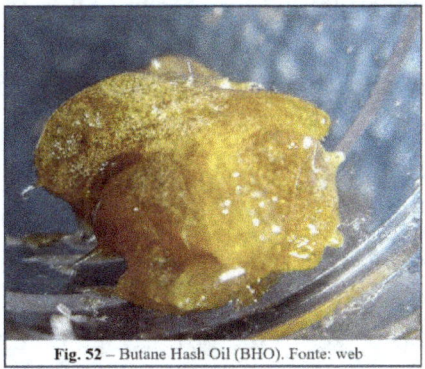

Fig. 52 – Butane Hash Oil (BHO). Fonte: web

Il BHO è particolarmente popolare tra gli utenti a scopo terapeutico, specialmente quelli che affrontano dolore cronico, disordini del sonno e altri disturbi. Tuttavia, è importante notare che il butano è altamente infiammabile quando è in forma gassosa, pertanto è fondamentale esercitare la massima cautela nella gestione delle temperature per evitare il rischio di esplosione del gas. I sistemi di produzione includono dispositivi per rimuovere e riciclare il butano, eliminandone qualsiasi residuo nell'estratto finale, infatti devono essere eseguiti test analitici per garantire la completa rimozione del butano in quanto altamente tossico per l'uomo. Alcuni produttori, al posto del Butane Hash Oil, preferiscono produrre Propane Hash Oil, utilizzando propano liquido al posto del butano. Questo approccio sfrutta la pressione elevata che mantiene il propano in forma liquida, consentendo un'estrazione a temperature più basse dato il minore punto di ebollizione del propano rispetto al butano. La temperatura di estrazione gioca un ruolo fondamentale nell'ottenere i componenti desiderati dalla cannabis, quindi, i due metodi di estrazione (butano e propano), producono concentrati con profili chimici differenti, tanto che in alcuni casi è possibile combinare questi due procedimenti per creare un prodotto con un profilo chimico più ampio e variegato.

Estrazione con fluidi supercritici

Questa tecnica di estrazione non si basa sulle proprietà intrinseche di un solvente, ma sfrutta la temperatura e la pressione per portare il fluido allo stato supercritico che permette di avviare l'estrazione di composti sensibili al calore e all'ossidazione, senza però comprometterne la loro integrità. A differenza dei metodi di estrazione che impiegano soluzioni solventi, questo processo, controllabile in modo completo, garantisce un'elevata selettività delle componenti estratte e per questo motivo la tecnica supercritica presenta notevoli vantaggi rispetto ai precedenti metodi. La sua completa controllabilità consente un'elevata precisione nella selezione dei composti da estrarre, offrendo una maggiore flessibilità e adattabilità alle esigenze specifiche. Inoltre, la sicurezza è ulteriormente garantita dall'uso di sostanze non infiammabili, rendendo questa tecnica non solo più efficiente ma anche più sicura per l'operatore e l'azienda stessa.

L'accessibilità della CO_2 contribuisce a ridurre i costi complessivi del processo, rendendolo economicamente vantaggioso e conferendole un ruolo prominente nell'industria degli estratti di cannabis. La tecnica di estrazione supercritica sfrutta le proprietà dell'anidride carbonica (CO_2) quando si trova in uno stato supercritico (a metà strada fra un liquido ed un gas), ovvero quando la si sottopone a pressioni e temperature specifiche (pressione a 73 atm e temperatura di poco superiore ai 31 C°) ed inizia ad avvenire il cambiamento di stato da gas a liquido. Questo tipo di estrazione non lascia residui, rendendola una scelta preferita in diverse industrie come il settore alimentare (produzione di caffè decaffeinato – si estrae la caffeina dai chicchi di caffè), del lavaggio a secco e degli integratori a base di erbe, ed è anche un comune additivo alimentare. Inoltre, il processo di estrazione supercritica con CO_2 è noto per la sua quasi assenza di tossicità. L'estrazione avviene mediante un'apparecchiatura (fig. 53)

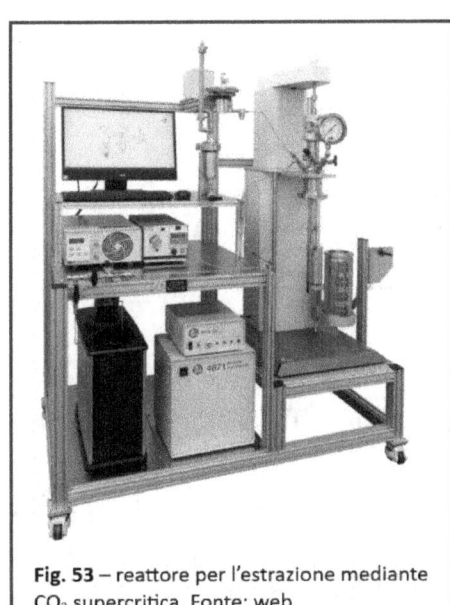

Fig. 53 – reattore per l'estrazione mediante CO_2 supercritica. Fonte: web

che inizialmente comprime la CO_2 e la porta ad uno stato supercritico mediante l'aumento di pressione e temperatura. La CO_2 supercritica una volta prodotta, viene pompata attraverso un filtro all'interno di un contenitore a pressione contenente la cannabis e questo filtro aiuta a separare i componenti desiderati dalla pianta; la pressione viene ridotta, causando la separazione della CO_2 supercritica dai componenti estratti della pianta che possono essere raccolti; a questo punto, riducendo ulteriormente la pressione, la CO_2 supercritica evapora e si dissolve nei cannabinoidi e in altri composti desiderati presenti nella cannabis; infine, la CO_2 può essere recuperata e riciclata nel sistema per ulteriori cicli di estrazione (fig. 54).

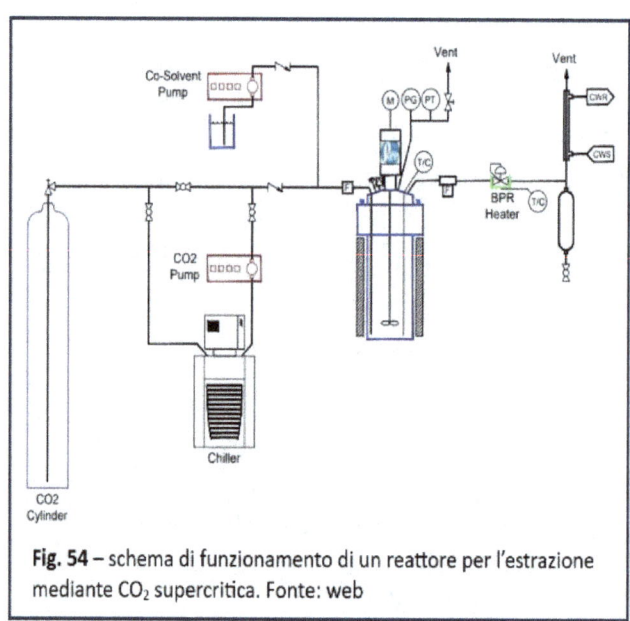

Fig. 54 – schema di funzionamento di un reattore per l'estrazione mediante CO_2 supercritica. Fonte: web

Nonostante il costo delle attrezzature per l'estrazione supercritica con CO_2 sia più elevato rispetto a metodi che utilizzano l'alcool come solvente, questo approccio offre rendimenti superiori e comporta una perdita inferiore di materiale prezioso. Inoltre, la flessibilità di questo metodo consente di estrarre componenti specifici giocando sulla regolazione di parametri come la temperatura, la pressione o il tempo di esecuzione, o una combinazione di queste variabili, rendendo la CO_2 supercritica un'opzione attraente per ottenere estratti di cannabis su misura per soddisfare esigenze specifiche. Per poter utilizzare questa tecnica di estrazione in fluido supercritico, diventa cruciale eliminare l'acqua presente nella massa vegetale mediante una stufa da laboratorio, poiché la presenza di acqua solubilizzerebbe l'anidride carbonica, formando acido carbonico (H_2CO_3) e riducendo di conseguenza le prestazioni estrattive.

I reattori per l'estrazione mediante CO_2 supercritica, rispondono in modo completo ed affidabile a tutte le esigenze che sorgono in queste tipologie di reazioni: sono disponibili in diverse dimensioni e volumi, utilizzano vari materiali costruttivi e consentono la regolazione della temperatura e della pressione di esercizio, fornendo così una flessibilità significativa.

Questo metodo di estrazione è altamente efficiente, forse anche troppo, infatti dal materiale vegetale vengono rimossi praticamente tutti gli elementi, comprese cere, pigmenti e frammenti di pareti cellulari. L'estratto risultante, privo di tracce di solvente, si presenta come una resina che necessita a sua volta di un ulteriore processo di purificazione (di winterizzazione o deceraggio), processo che prevede una decantazione a freddo: si miscela la sostanza ottenuta con etanolo, si fa raffreddare il composto, lo si filtra per rimuovere le cere ed infine si fa evaporare l'etanolo (fig. 55).

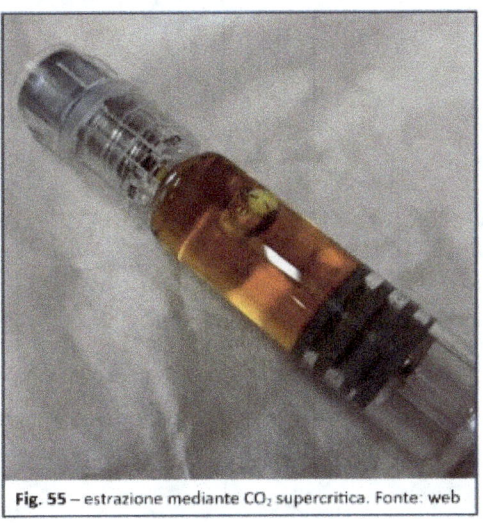

Fig. 55 – estrazione mediante CO_2 supercritica. Fonte: web

Altri metodi di estrazione: estratto secco

È un nuovo metodo fitoterapico di estrazione tutto italiano, che potrebbe trasformare il mondo della cannabis terapeutica attraverso una ricerca più mirata a cure più personalizzate per i pazienti.

Questo nuovo metodo innovativo di estrazione, rappresenta parte della ricerca farmacologica in via di sviluppo atta ad offrire al paziente e al medico un'ulteriore possibilità di scelta terapeutica tra quelle a oggi disponibili.

L'estratto secco è una valorizzazione farmaceutica del fitocomplesso della cannabis, risultato di particolari passaggi estrattivi, che permettono di rispettare quanto più possibile la ricetta originale della medicina, che la natura ci fornisce attraverso la pianta di cannabis. Si parte dalla infiorescenza per ottenere una materia prima vegetale utilizzabile nelle varie formulazioni farmaceutiche.

Il risultato finale, in questo caso, non è più liquido o fluido, ma in forma secca, standardizzata, titolata nei suoi componenti, con una conservabilità maggiore.

Il vantaggio principale di questo metodo di estrazione è quello di offrire un prodotto più semplice da usare sul paziente, più efficace a minor dosi e dunque più economico, mantenendo però, al contempo, la flessibilità di un prodotto totalmente personalizzabile e rispettoso della formula naturale della pianta di cannabis.

Estratti concentrati: il Kief

Il Kief rappresenta una delle forme più semplici di concentrato di cannabis, costituito principalmente dai tricomi staccatisi dal materiale vegetale essiccato. Questa estrazione avviene comunemente attraverso l'utilizzo di setacci speciali e richiede un notevole sforzo manuale. Una volta separato dalla pianta, il Kief si presenta come una polvere fine o simile a un polline (fig. 56) che può essere impiegata in vari preparati per aumentarne la potenza. Nonostante il Kief venga generalmente

considerato un concentrato di qualità inferiore, alcuni estrattori esperti riescono a ottenere un prodotto estremamente pulito e ricco di sapore utilizzando la tecnica dry sieve.
La concentrazione di THC nel Kief può variare significativamente, oscillando tra il 20% e il 60%.

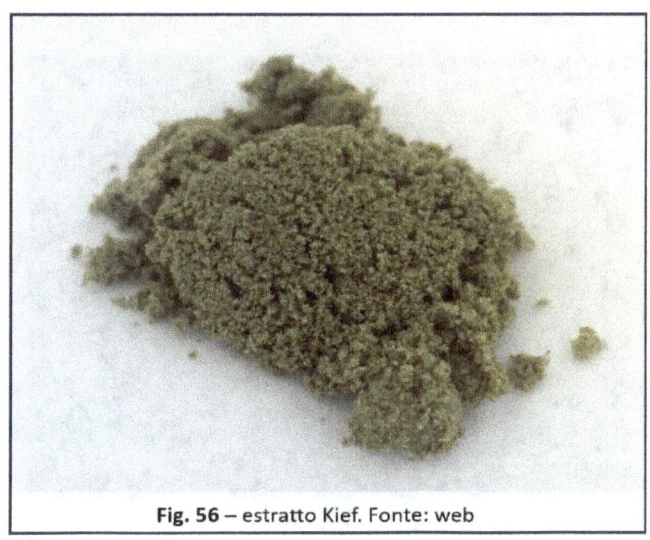

Fig. 56 – estratto Kief. Fonte: web

Il Dry Sieve

Il dry Sieve (fig. 57) rappresenta una rinomata variante di hashish senza solvente, costituendo una versione più raffinata del kief.
Questo metodo risulta essere uno dei modi più accessibili per ottenere hashish infatti, richiede solamente setacci di qualità, materiale vegetale di buona qualità e un po' di tempo, in quanto implica il passaggio del materiale vegetale attraverso una serie di filtri a maglia fine in quanto se eseguito con la massima precisione, il processo mira a raccogliere solo le teste dei tricomi più grandi e perfette, eliminando steli e materiale vegetale indesiderato, portando la qualità di un prodotto finale comunemente determinata dalla quantità di materiale vegetale e dai tricomi presenti.

Le concentrazioni di cannabinoidi in questo tipo di hash oscillano tra il 35% e il 60%, infatti si distingue come un metodo di estrazione senza solvente che, quando eseguito con maestria, può produrre un hashish di alta qualità, caratterizzato da una purezza che si manifesta durante il riscaldamento e concentrazioni di cannabinoidi significative.

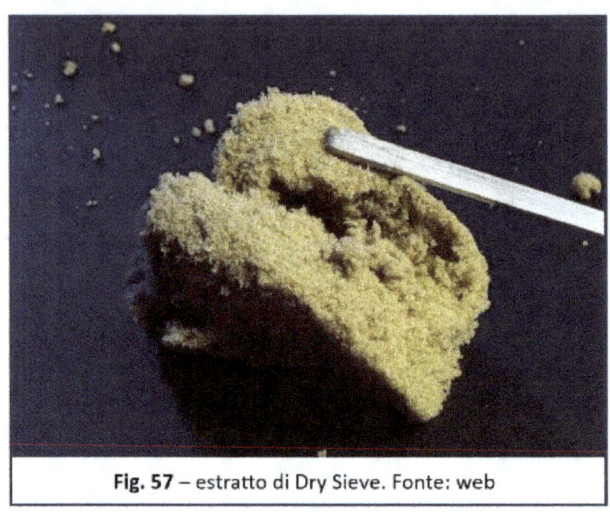

Fig. 57 – estratto di Dry Sieve. Fonte: web

Il Rosin

Ultimamente, il rosin ha guadagnato una considerevole popolarità all'interno della comunità della cannabis terapeutica, e con ragione.

Questa forma solida di resina (fig. 58) viene ottenuta mediante l'applicazione di pressione e calore, spesso utilizzando una pressa pneumatica di calore o, in casi più piccoli, anche una piastra per capelli, al fine di vaporizzare i componenti terpenici liquidi volatili.

La tecnica del rosin è notevolmente rapida, semplice e accessibile; consente a chiunque di produrre hash di alta qualità senza l'uso di solventi, il tutto in pochi secondi. Per iniziare a produrre rosin e ottenere un prodotto finale di qualità, non sono necessari molti strumenti: a differenza di altre tecniche di estrazione, basta avere a disposizione alcuni strumenti di base.

Ciò che rende il rosin particolarmente attraente è l'assenza di qualsiasi solvente nel processo, il che lo rende un metodo di estrazione ancor più desiderabile.

Grazie a questa caratteristica, il processo di produzione del rosin è molto più economico, poiché non richiede solventi costosi o attrezzature complesse tanto che può essere realizzato facilmente anche a casa.

Con l'introduzione di questi nuovi metodi, gli estratti non sono più limitati all'uso tradizionale per il dabbing e si sono trasformati in uno strumento versatile per la creazione di prodotti a base di cannabis, che possono essere consumati come cibo o utilizzati per applicazioni cutanee.

Gli estratti stanno dimostrando di avere un valore significativo anche nell'ambito della ricerca scientifica e nella cannabis terapeutica, contribuendo a espandere le possibilità di utilizzo di questa pianta benefica.

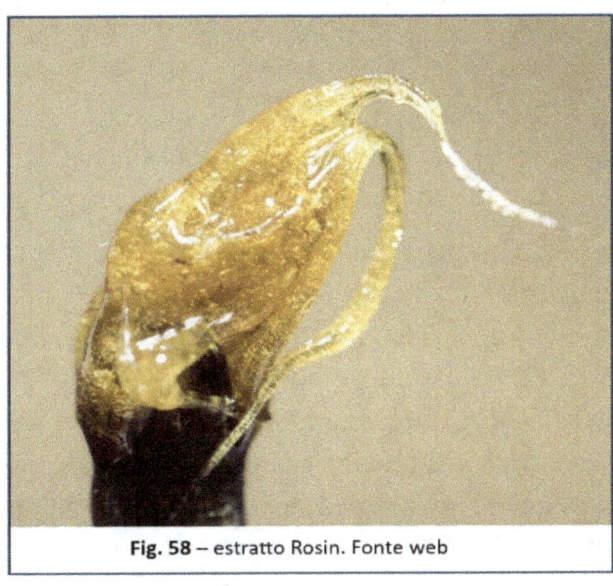

Fig. 58 – estratto Rosin. Fonte web

Estrazione con acqua o ghiaccio

La storia della resina ottenuta dalla pianta di cannabis si estende per centinaia di anni, con una varietà di metodi sviluppati nel corso del tempo. Uno dei procedimenti più diffusi per ottenere un estratto di qualità senza l'uso di solventi è l'estrazione ice water, svolta a temperature di 2 °C o inferiori. Questa tecnica mira principalmente a isolare le teste dei tricomi, contenenti gli oli essenziali della cannabis, eliminando gli steli e la materia vegetale scarsamente utile dal punto di vista medicinale. La qualità dell'estratto risultante da questo processo è spesso legata alle dimensioni delle teste dei tricomi isolate e alla loro capacità di sciogliersi completamente quando riscaldate, con il livello ottimale raggiunto dal full-melt. Un elemento cruciale in questa procedura di estrazione è l'essiccazione accurata del prodotto finale. Se l'estratto ottenuto non viene essiccato adeguatamente, potrebbe incorrere in sviluppo di muffe e altri organismi microbiologici potenzialmente dannosi per l'organismo. In sintesi, l'estrazione ice water rappresenta una tecnica diffusa e priva di solventi per ottenere una resina di cannabis di alta qualità, con la corretta essiccazione che svolge un ruolo chiave nel garantire un prodotto sicuro e privo di contaminazioni.

E-liquid con alte concentrazioni di CBD

Per coloro che preferiscono evitare di assumere cannabinoidi mediante sigaretta, stanno diventando sempre più diffusi i vaporizzatori elettronici per gli estratti. Il liquido destinato a questi dispositivi (fig. 59) è sottoposto a una serie di processi più approfonditi al fine di eliminare grassi, cere e altre impurità.

Questo tipo di estrazione inizia con l'essiccazione e la polverizzazione delle infiorescenze, seguite dall'applicazione di tecniche come CO_2, BHO, ecc.; successivamente, avviene la decarbossilazione in laboratorio, trasformando i cannabinoidi dalla loro forma acida (CBDa o THCa) alla forma attiva (CBD o THC) e subito dopo, il liquido passa attraverso un processo di purificazione in cui il THC viene estratto per renderlo conforme alle normative del mercato europeo; e infine viene sottoposto a winterizzazione per eliminare completamente cere, grassi e impurità, rendendolo così adatto alla vaporizzazione.

Per garantire che il liquido sia sufficientemente fluido per funzionare come e-liquid, è necessario introdurre un vettore come il glicerolo. Questi concentrati presentano percentuali di cannabinoidi che variano dal 40% all'80% e sono privi di sostanze chimiche dannose, rendendoli sicuri per l'uso nei vaporizzatori con cartucce di ceramica.

Tuttavia è importante notare che l'aggiunta di cristalli di CBD puro al 99% alla glicerina non trasforma l'e-liquid in un prodotto a spettro completo, ma piuttosto a spettro singolo, rendendo il prodotto notevolmente meno efficace nel trattare una vasta gamma di disturbi rispetto agli estratti naturali provenienti dall'intera pianta.

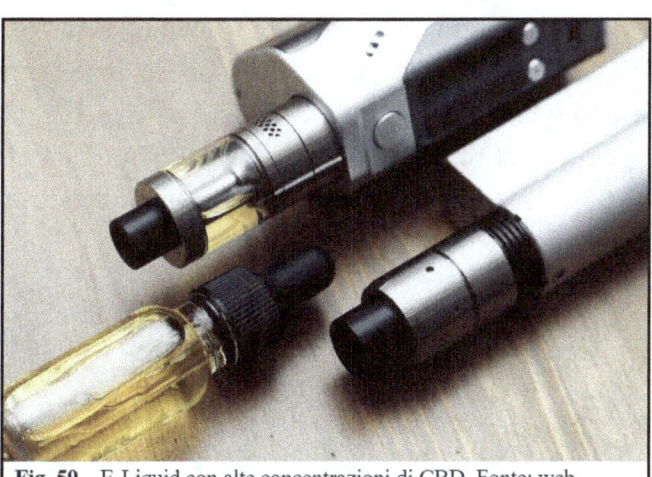

Fig. 59 – E-Liquid con alte concentrazioni di CBD. Fonte: web

Conclusioni

La preferenza per metodi di estrazione a temperature più basse è motivata dalla volontà di preservare il profilo terpenico dell'estratto di pianta intera, mantenendo così la completezza dello spettro. In questo contesto, l'uso di bagni in alcool o BHO per l'estrazione a spettro completo soddisfa meglio tali requisiti rispetto alla CO_2, che risulta essere spesso impiegata in estrazioni di tipo commerciale più adatta per lavorare la biomassa di canapa industriale, la quale presenta generalmente un livello di terpeni inferiore. Indipendentemente dal metodo di estrazione scelto, sia che si tratti di un concentrato o di un estratto destinato alla produzione o al consumo, la presenza di un certificato di analisi da parte dell'azienda produttrice costituisce un valore aggiunto per garantire che nel materiale estratto non siano presenti insetticidi, pesticidi o metalli pesanti, assicurando così la sicurezza per l'utente finale. Il tema della regolamentazione e delle certificazioni emerge come prossimo punto cruciale da affrontare. In futuro, i governi avranno il compito di identificare coloro che producono prodotti destinati al consumo umano, chiarendo tutti gli aspetti legali che ancora rimangono in sospeso in questa industria dinamica e in continua evoluzione. Questo sforzo regolatorio sarà essenziale per garantire la sicurezza e la qualità dei prodotti nel contesto di una crescente consapevolezza e domanda nel settore della cannabis terapeutica.

FARMACOCINETICA E METODI DI SOMMINISTRAZIONE

Introduzione

Le modalità preferite di somministrazione della cannabis medica includono la preparazione attraverso decozione e l'utilizzo di un estratto oleoso in gocce, mentre meno frequentemente si utilizzano il fumo o la vaporizzazione, con le modalità di preparazione stabilite a livello nazionale. Il medico prescrittore risulta essere l'attore chiave nel determinare modalità di assunzione e posologia della Cannabis Medica, seguendo le linee guida ufficiali del Ministero della Salute inviate alle organizzazioni professionali come la Federazione Nazionale dell'Ordine dei Medici e la Federazione Ordini dei Farmacisti Italiani. Nel contesto dell'uso medico della Cannabis, la guida sottolinea che la scelta della via di somministrazione e delle dosi è affidata alla discrezione del medico curante, tenendo conto delle specifiche esigenze terapeutiche del paziente. Si evidenzia che le proprietà farmacocinetiche (oggetto d'argomento nel prossimo paragrafo), saranno influenzate dalle decisioni prese dal medico, che gioca un ruolo di fondamentale importanza anche nella personalizzazione ed al bisogno del paziente. Poiché il documento ufficiale del Ministero specifica solo due vie di somministrazione (via orale e inalatoria), senza distinzioni basate sulle sintomatologie, nei paragrafi a seguire cercheremo di integrare queste informazioni con la letteratura scientifica internazionale, descrivendo minuziosamente le diverse vie di somministrazione della Cannabis medicinale, esaminando gli effetti degli utilizzi associati a ciascuna preparazione [155-156].

Farmacocinetica

La farmacocinetica rappresenta una disciplina chiave nell'ambito della farmacologia, dedicandosi allo studio approfondito dei quattro processi fondamentali che influenzano il raggiungimento e il mantenimento di adeguate concentrazioni dei farmaci nell'organismo umano. Questi processi, essenziali per comprendere l'efficacia e la sicurezza di un farmaco, includono l'assorbimento, la distribuzione, il metabolismo e l'eliminazione (fig. 60).

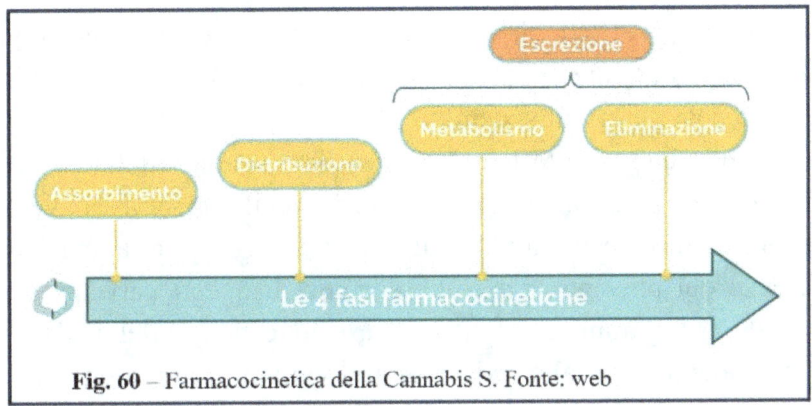

Fig. 60 – Farmacocinetica della Cannabis S. Fonte: web

L'assorbimento e le vie di somministrazione

L'assorbimento rappresenta la fase iniziale del percorso farmacocinetico, durante la quale il farmaco viene assorbito attraverso le membrane biologiche, spesso a livello gastrointestinale. La velocità e l'entità di questo processo influenzano direttamente la quantità di farmaco che entra nel sistema circolatorio. Il sito di assunzione, ovvero la scelta della via di somministrazione, influenza direttamente il sito in cui il farmaco viene introdotto nell'organismo. Nel caso della Cannabis Medica, le modalità di assunzione principali possono essere suddivise in: via inalatoria, via orale e via topica [150]. Con la prima modalità di assunzione, la Cannabis Medica viene inalata e assorbita dai polmoni: questa modalità è spesso associata all'uso di vaporizzatori, che riscaldano la sostanza attiva della cannabis senza bruciarla e consentono al paziente di inalarne il vapore risultante.

Questo metodo offre un assorbimento rapido, poiché il principio attivo raggiunge velocemente il flusso sanguigno attraverso i polmoni.

La seconda via di somministrazione riguarda l'ingerimento della Cannabis Medica, sotto forma di capsule, tisane o altri prodotti commestibili. Questo metodo richiede più tempo per l'assorbimento, poiché la sostanza attraversa il tratto gastrointestinale prima di entrare nel flusso sanguigno e la metabolizzazione epatica in questo caso può influenzarne la potenza degli effetti. La terza via di somministrazione riguarda l'applicazione diretta della Cannabis Medica sulla pelle, utilizzata per scopi locali, come il sollievo di dolori articolari o muscolari e gli effetti si verificano principalmente nella zona di applicazione, con una penetrazione limitata nel flusso sanguigno, riducendo così gli effetti sistemici.

È importante sottolineare che la scelta della via di somministrazione implica considerazioni specifiche, come la velocità di assorbimento desiderata, la durata degli effetti terapeutici e le preferenze del paziente. La comprensione di questi vari approcci è essenziale per garantire un uso sicuro ed efficace della Cannabis Medica, adattandola alle esigenze individuali di ciascun paziente offrendo così ai professionisti della salute una gamma di opzioni per personalizzare le terapie in modo mirato.

La distribuzione

La distribuzione si riferisce alla dispersione del farmaco nell'organismo, coinvolgendo il passaggio attraverso il flusso sanguigno per raggiungere i vari tessuti e organi e diffondersi nei diversi compartimenti corporei. Questo complesso processo è influenzato da diverse variabili come la liposolubilità del farmaco, la permeabilità delle membrane biologiche, le caratteristiche intrinseche del farmaco, la vascolarizzazione dei tessuti e altri fattori pertinenti.

Nei cannabinoidi, che sono molecole lipofile, il processo di distribuzione assume una particolare rilevanza, infatti queste sostanze mostrano una rapida distribuzione nei tessuti altamente perfusi, quali polmoni, cuore, cervello e fegato. La loro natura lipofila facilita la loro penetrazione attraverso le membrane biologiche, consentendo un accesso veloce a tessuti vitali. Una fase successiva, nota come "β-elimination phase", è caratterizzata dalla distribuzione nei tessuti lipofili, come l'adipe o il cosiddetto "grasso" corporeo dove i cannabinoidi vengono immagazzinati a lungo termine, contribuendo alla loro persistenza nei tessuti adiposi portando così implicazioni sulla durata degli effetti dei cannabinoidi nel corpo. Va sottolineato che la distribuzione dei cannabinoidi non è uniforme in tutti i tessuti e organi, infatti la loro affinità per tessuti specifici può influenzare la localizzazione degli effetti farmacologici e la durata della presenza nel corpo. Ad esempio, il rapido accesso al cervello può contribuire agli effetti psicoattivi dei cannabinoidi. In sintesi, la fase di distribuzione dei cannabinoidi riflette la loro capacità di diffondersi in vari compartimenti corporei: la comprensione di questi processi è cruciale per valutare l'efficacia terapeutica e la sicurezza d'uso della Cannabis Medica, poiché influenzano la distribuzione degli effetti in diverse parti del corpo, la persistenza a lungo termine nei tessuti lipofili e le altre variabili già descritte. Tutto ciò offre così una prospettiva importante per comprendere la durata degli effetti e per ottimizzare le strategie di somministrazione in base alle esigenze cliniche individuali.

Il metabolismo o biotrasformazione

La biotrasformazione è il processo durante il quale il farmaco subisce modifiche chimiche nel fegato o in altri tessuti, trasformandosi in metaboliti. Questa fase può influenzare significativamente l'attività farmacologica e la durata dell'effetto terapeutico, in quanto il metabolismo rappresenta una serie di reazioni chimiche che un farmaco subisce all'interno dell'organismo, al fine di agevolarne l'eliminazione. Nel caso dei cannabinoidi, questo processo riveste un ruolo cruciale soprattutto in presenza di assunzione per via orale. Il metabolismo, infatti, risulta essere prevalentemente concentrato nel fegato anche se coinvolge anche altri tessuti significativi come cervello, intestino e polmoni. Quando i cannabinoidi, come ad esempio il tetraidrocannabinolo (THC), viene assunto per via orale, subisce un estensivo metabolismo di primo passaggio, dove viene convertito in un metabolita equipotente, l'11-idrossi-THC (11-OH-THC), che mantiene le proprietà psicotrope. In un secondo momento, durante una fase successiva del metabolismo, il composto viene ulteriormente trasformato in molecole non psicotrope come l'11-Nor-9-Carbossi-THC (THCCOOH) il quale, essendo più solubile in acqua ne agevola il processo di eliminazione dal corpo. È interessante notare che la ricerca scientifica più recente ha evidenziato differenze metaboliche tra donne e uomini nel contesto dei cannabinoidi, sottolineandone la complessità dei processi metabolici che possono variare in modo significativo sia tra individui che tra generi differenti [151]. Questa variabilità inter e intra-soggetti è una considerazione importante da tenere in considerazione nella gestione terapeutica della Cannabis Medica, poiché può influire sulla risposta individuale ai trattamenti a base di cannabinoidi. Possiamo quindi definire il metabolismo dei cannabinoidi un processo dinamico che coinvolge diversi organi e tessuti, influenzando la loro efficacia e durata nell'organismo e comprendere queste dinamiche metaboliche è fondamentale per adattare le strategie di somministrazione e per considerare le diversità individuali, garantendo un uso sicuro ed efficace della Cannabis Medica.

L'eliminazione

L'eliminazione ultima tappa del percorso farmacocinetico, coinvolge la rimozione del farmaco o dei suoi metaboliti dall'organismo. Gli organi principali coinvolti in questo processo sono i reni (eliminazione renale), il fegato (eliminazione biliare) e i polmoni (eliminazione polmonare).

L'eliminazione rappresenta il complesso insieme di processi che conducono alla rimozione definitiva di un farmaco dal corpo. La dinamica dell'eliminazione plasmatica dei cannabinoidi è un aspetto chiave da considerare. Solitamente avviene entro un periodo di 1-4 giorni, e dopo 5 giorni dalla somministrazione di una dose, si stima che l'80-90% del tetraidrocannabinolo (THC) sia completamente escreto: tuttavia, per una completa eliminazione di una singola dose di cannabinoidi, sono necessarie circa 5 settimane. Queste stime assumono una rilevanza particolare nei consumatori cronici, poiché in questi casi possono essere rilevati metaboliti del THC nelle urine anche dopo 80 giorni, come ad esempio il THCCOOH-glucuronide.

La lenta eliminazione dei cannabinoidi è attribuibile ai loro movimenti prolungati per uscire dai tessuti adiposi e da altri tessuti, data la loro elevata lipofilia, infatti vengono rilasciati gradualmente nel torrente circolatorio nel corso del tempo, rendendo la loro completa eliminazione un processo prolungato. È interessante notare che, a differenza del THC, una significativa proporzione di cannabidiolo (CBD) è escreta immutata: questa caratteristica può avere implicazioni significative nella gestione terapeutica, in quanto suggerisce che il CBD possa mantenere la sua forma originale fino e durante il processo di eliminazione. La comprensione dei processi di eliminazione dei cannabinoidi è essenziale per valutare la durata degli effetti nel corpo e per considerare le tempistiche relative alla sicurezza e alla gestione di terapie mediche basate sulla Cannabis. Infatti, la varietà di fattori che influenzano l'eliminazione, inclusi i movimenti nei tessuti e la lipofilia, sottolinea la complessità di questo processo, rafforzando ulteriormente la necessità di considerazioni individuali nella pratica clinica. In questo paragrafo abbiamo sottolineato più volte quanto comprendere la farmacocinetica di un farmaco risulta essere fondamentale per ottimizzarne la terapia, permettendo una gestione accurata delle dosi e minimizzando il rischio di effetti collaterali. L'applicazione di questi principi consente ai medici di personalizzare le strategie terapeutiche in base alle caratteristiche individuali di ciascun paziente, garantendo un uso sicuro ed efficace dei farmaci.

Forme farmaceutiche e somministrazione

La selezione del metodo di somministrazione della Cannabis terapeutica deve considerare primariamente la natura dei sintomi da trattare, al fine di determinare se è necessario un effetto sistemico o locale, per adattare la terapia alle esigenze specifiche del paziente, tenendo conto della sintomatologia, del momento della giornata e delle preferenze individuali. La distinzione fondamentale tra somministrazione sistemica e locale risiede nell'effetto psicotropo associato all'assunzione sistemica di Cannabis medicinale che può influenzare il sistema nervoso centrale. Al contrario, l'assunzione locale non comporta l'attraversamento del sistema nervoso centrale e pertanto evita gli effetti psicotropi. Occorre notare che vi sono situazioni in cui lo stesso paziente potrebbe richiedere entrambi i metodi di assunzione a seconda delle circostanze, infatti, l'approccio differenziato tra somministrazione sistemica e locale consente una personalizzazione più accurata della terapia, assicurando che il paziente riceva i benefici terapeutici desiderati (Tabella 6) [157].

ASSUNZIONE SISTEMICA	ASSUNZIONE LOCALE
Inalatoria	Topica
Orale	Rettale * / vaginale
Oromucosale / sublinguale	Oculare
Rettale *	Inalatoria **

Tabella 6 – metodologie di assunzione. Fonte: web
*Ultimi studi dimostrano non essere un metodo efficace per assunzione sistemica
**Per asma, o problemi nelle vie respiratorie

I metodi di preparazione più comuni della Cannabis medicinale sono categorizzati in queste due macroaree: somministrazione sistemica e somministrazione locale. La somministrazione sistemica coinvolge modalità come l'assunzione orale, ideale per effetti che coinvolgono l'intero organismo. La somministrazione locale comprende metodi come l'applicazione topica, ideale per affrontare sintomi circoscritti in specifiche aree del corpo senza influenze psicotrope. La somministrazione con effetto sistemico implica che la Cannabis Medica, una volta assunta, entri nel flusso sanguigno e si distribuisca in tutto l'organismo, raggiungendo anche siti d'azione distanti dal punto di applicazione iniziale. A seconda delle dosi di cannabinoidi utilizzate, è possibile che si raggiungano concentrazioni tali da generare effetti psicoattivi: in conseguenza di ciò, il rischio di eventuali effetti collaterali è maggiore con la somministrazione sistemica rispetto a quella locale. I preparati per la somministrazione sistemica della Cannabis Terapeutica, come la vaporizzazione o i decotti, presentano notevoli variazioni tra di loro, infatti a seconda del tipo di preparato utilizzato, si osservano differenze significative in tutte e quattro le proprietà farmacocinetiche precedentemente descritte (assorbimento, distribuzione, metabolismo ed eliminazione).

La vaporizzazione, ad esempio, permette un rapido assorbimento dei cannabinoidi attraverso le vie respiratorie, accelerando l'effetto terapeutico; i decotti, invece, possono offrire una somministrazione più graduale e prolungata, influenzando il profilo temporale degli effetti.

Assunzione mediante inalazione

Questo tipo di assunzione garantisce livelli più elevati di cannabinoidi rispetto alla somministrazione orale, tuttavia, la durata degli effetti risulta essere decisamente più breve. L'inalazione avviene attraverso l'uso di un vaporizzatore certificato CE, un dispositivo medico che utilizza aria calda e filtrata. Le infiorescenze di cannabis vengono inserite nei vaporizzatori e consumate sotto forma di vapore.

Dopo l'assunzione per via inalatoria, la Cannabis Terapeutica entra direttamente nel circolo sanguigno, determinando una concentrazione di cannabinoidi elevata, tuttavia, soltanto una frazione del THC iniziale raggiunge il torrente circolatorio, approssimativamente tra il 10% e il 35%. La biodisponibilità del THC si attesta intorno al 25%, con notevole variabilità tra i soggetti. Gli effetti farmacologici iniziano in pochi minuti, con la concentrazione plasmatica massima (Cmax) di THC che si raggiunge tra i 6 e i 10 minuti dalla prima inspirazione; il declino degli effetti si verifica in 3-4 ore, con il THC che è già al 20% della Cmax a 30 minuti dall'assunzione. La somministrazione per inalazione produce effetti rapidi e intensi, sebbene di durata inferiore rispetto a quelli ottenuti per via orale. Questo rende la somministrazione per inalazione particolarmente adatta per pazienti con dolore acuto, spasmi muscolari e vomito. Il medico curante fornisce indicazioni specifiche al paziente, dettando le quantità di infiorescenze da utilizzare, gli intervalli di tempo tra inalazioni successive e il numero di inalazioni giornaliere. La temperatura del dispositivo e variabili come il numero, la durata, l'intensità e l'intervallo tra le aspirazioni influenzano le concentrazioni plasmatiche massime della Cannabis Medica, compresi cannabinoidi e terpeni-fenoli, così come il tempo di picco che risulta essere un elemento chiave per adattare il dosaggio in base alla sintomatologia, garantendo una gestione precisa ed efficace della terapia [152].

Assunzione per via orale

Questo tipo di assunzione prevede che il medicinale può essere ingerito o posto sotto la lingua (somministrazione sublinguale), consentendo l'assorbimento attraverso la mucosa. Quando la Cannabis Medica viene ingerita, passa attraverso stomaco e intestino per poi giungere al fegato, dove subisce l'effetto di primo passaggio prima di entrare nel circolo sanguigno. Questo comporta tempi più lunghi per percepire gli effetti, ma determina una durata più estesa degli stessi rispetto all'inalazione. Le preparazioni orali subiscono trasformazioni biochimiche nel tratto gastrointestinale e presentano una vasta gamma di varianti nella loro composizione chimica, influenzata da fattori come la temperatura di lavorazione, l'uso di matrici come l'olio d'oliva e solventi come l'alcool per l'estrazione. I preparati orali comunemente utilizzati includono olio, resina, spray, capsule decarbossilate e tisane (decotti). Ognuno di questi presenta modalità di assunzione specifiche, con la forma di preparazione e la decarbossilazione dei cannabinoidi acidi influenzanti la loro efficacia. L'assorbimento orale è lento e variabile, con il picco di concentrazioni plasmatiche di THC che raggiunge circa un decimo di quello ottenuto con l'inalazione. L'effetto massimo si manifesta tra le 2 e le 4 ore dopo l'assunzione. La somministrazione orale è particolarmente adatta per pazienti con problematiche di natura cronica, come il dolore cronico, l'infiammazione o la neurodegenerazione. I decotti, derivati dalla cannabis, offrono una via di somministrazione interessante per la regolazione dei cicli circadiani e per la sintomatologia della sindrome pre-mestruale, ma non sono raccomandati come unica forma di terapia per pazienti con dolore acuto o spasmi muscolari. La decarbossilazione inefficiente e l'estrazione dei cannabinoidi limitata a causa della bassa temperatura e della matrice d'estrazione poco adatta possono influire sulla concentrazione di cannabinoidi nei decotti. Le tisane, bevute per assorbire i cannabinoidi attraverso lo stomaco e l'intestino tenue, presentano variabilità significativa tra diversi tipi, influenzata dalla presenza di cibo e dal metabolismo epatico. Pertanto, dosare questa forma di somministrazione può risultare imprevedibile. Le capsule decarbossilate sono un'utile via di somministrazione grazie alla facilità nella regolazione della dose.

Possono essere capsule contenenti olio di cannabis o infiorescenze di cannabis decarbossilate unite a maltodestrine e olio di cocco. Una volta ingerita, la capsula si apre, rilasciando il farmaco che viene assorbito nello stomaco e nell'intestino [153-154].

Assunzione per via sublinguale

Gli estratti di piante di Cannabis, come l'olio o le resine, sono prodotti principalmente decarbossilati contenenti cannabinoidi e terpeni in dosi concentrate. Gli oli presentano una concentrazione inferiore di cannabinoidi rispetto alle resine, ma ciò dipende dalla preparazione. Gli estratti, spesso chiamati oli a causa della loro viscosità e della dissoluzione in oli come olio d'oliva, girasole, arachidi o cocco, agiscono come vettori facilitandone la somministrazione. La consistenza e il colore degli oli variano da tonalità di giallo a verde, con possibili tracce di materiale vegetale sul fondo. La boccetta va conservata in frigo, al riparo dalla luce e va sempre agitata prima dell'uso. Una singola dose può essere dispensata tramite un contagocce e posta sotto la lingua. L'olio di cannabis si presenta in vasetti di vetro scuro con contagocce integrato nel tappo, al contrario, le resine sono più dense e appiccicose e sono spesso presentate in siringhe per agevolarne l'estrazione.

L'assunzione dell'olio può avvenire direttamente in bocca per via sublinguale, il metodo consigliato, o può essere ingerito direttamente nella matrice in cui viene preparato. Gli oli possono anche essere utilizzati come spray oromucosali, se il preparatore galenico aggiunge l'1% di sale e un pezzetto di argento puro per evitare la contaminazione microbica e vengono somministrati sotto la lingua, così come gli oli.

Il Nabiximols o Sativex è un esempio noto di formulazione spray standardizzata composta da due varietà di Cannabis, una ad alta concentrazione di THC e l'altra ad alta concentrazione di CBD, bilanciate e disciolte in una soluzione alcolica: la soluzione viene distribuita tramite una bottiglietta spray con dosi misurate, da applicare sotto la lingua. Esistono anche tinture alcoliche e glicoliche di Cannabis medica preparate nelle Farmacie Galeniche Italiane: entrambe utilizzano cannabis decarbossilata e si somministrano con un contagocce sotto la lingua. Le tinture alcoliche estraggono cannabinoidi "a freddo", mentre quelle glicoliche richiedono calore per l'estrazione; la scelta tra le due può basarsi sulla preferenza personale. Le tinture alcoliche devono essere protette da luce e calore per evitare l'evaporazione dell'alcool e devono essere conservate in frigorifero. Le tinture glicoliche possono anche essere utilizzate per le sigarette elettroniche (e-cig).

Assunzione per via topica

Come già accennato in precedenza, non sono noti casi di effetti psicoattivi derivanti dall'uso di preparazioni topiche, poiché la loro efficacia non dipende dalla penetrazione dei cannabinoidi attraverso la pelle per raggiungere il torrente circolatorio. Le formulazioni tipiche di queste preparazioni includono gel e creme che vengono applicati sulla superficie della pelle o su una membrana mucosa. Esiste inoltre la modalità di utilizzo di cerotti, un metodo che attualmente non è ancora ampiamente diffuso in Italia, ma è già in uso in Nord America.

La scelta di queste formulazioni dipende spesso dalla preferenza del paziente e dalla natura dei sintomi da trattare. In generale, l'applicazione topica offre un'opzione sicura e priva di effetti psicoattivi per coloro che desiderano benefici localizzati senza gli effetti sistemici associati all'assunzione orale o inalatoria.

L'applicazione sulla pelle dell'olio di cannabis viene di solito utilizzata per trattare condizioni come i tumori cutanei, bruciature e verruche: le preparazioni topiche offrono quindi la vantaggiosa opzione di utilizzare elevate concentrazioni di sostanze attive senza coinvolgere l'apparato digestivo. Un elemento cruciale nella creazione di preparazioni topiche è la scelta del costituente base, noto come pomata basilare: questa componente è determinante nel regolare il potere di diffusione della pomata. Sostanze contenenti ceramidi, come la cera d'api e la lanolina, o l'olio di jojoba, sono utili per una diffusione media, abbinata a una ricostituzione dello strato sopradermico con acidi grassi. Gli oli vegetali, d'altro canto, forniscono una diffusione meno profonda e moderatamente lenta.

Questi preparati risultano particolarmente indicati per pazienti affetti da problemi articolari come l'artrite, condizioni cutanee come la psoriasi e la dermatite, oltre che per coloro che presentano lesioni localizzate evidenti, come emorroidi, tumori cutanei o ulcere. Inoltre, sono un'opzione valida per affrontare dolori muscolari e articolari concentrati in specifiche aree del corpo.

Somministrazione per via oculare

Il collirio di Cannabis Medicinale offre una modalità di somministrazione mirata ai recettori oculari dei cannabinoidi. A differenza delle forme di assunzione sistemica, come l'inalazione o l'ingestione orale, questo metodo agisce principalmente a livello locale, fornendo benefici direttamente agli occhi senza generare effetti sistemici. La formulazione del collirio può comprendere cannabinoidi come il CBD e/o il THC, i quali agiscono specificamente sui recettori cannabinoidi CB1 e CB2 presenti nell'occhio. È importante sottolineare che questa somministrazione oculare non induce effetti psicotropi, poiché i cannabinoidi rimangono confinati agli specifici recettori dell'occhio e non raggiungono il sistema nervoso centrale. I pazienti affetti da glaucoma e dolore corneale, oltre a coloro che desiderano prevenire la formazione di cataratte, possono trarre vantaggio dall'utilizzo di colliri a base di Cannabis Medicinale: questa modalità di somministrazione offre una soluzione localizzata per trattare condizioni oculari specifiche, evitando gli effetti sistemici che potrebbero derivare da altre vie di assunzione [158].

Somministrazione mediante supposte

Le supposte rappresentano dosaggi solidi progettati per essere inseriti in orifizi come il retto, la vagina o l'uretra, dove si dissolvono o si ammorbidiscono, esercitando un effetto sistemico. Questa modalità di somministrazione, bypassando il metabolismo epatico, evita la produzione di 11-OH-THC, consentendo ad una maggiore concentrazione di THC di raggiungere il torrente circolatorio e riducendo gli effetti psicotropi. Poiché l'11-OH-THC è ancora più psicoattivo del THC, le supposte sono estremamente efficaci per trattare problemi localizzati e hanno dimostrato risultati eccellenti nella pratica clinica quando utilizzate per ridurre infiammazioni o alleviare le emorroidi: al contrario, l'uso delle supposte come metodo efficiente per l'assunzione sistemica è da considerarsi dubbioso, se non irresponsabile.

In condizioni patologiche come il cancro, dove sono richieste concentrazioni medio-alte di cannabinoidi, le supposte di cannabis dovrebbero essere sempre utilizzate in combinazione con altri metodi di somministrazione, come gocce sublinguali, per garantire un'assunzione adeguata.

Gli ovuli vaginali condividono caratteristiche simili alle supposte e si sono dimostrati efficaci nell'alleviare il dolore associato a crampi mestruali e infiammazioni, fornendo anche effetti antibatterici.

Le donne con problemi di sbilanciamento ormonale, come irregolarità mestruale, hanno beneficiato di risultati positivi nel ripristinare l'equilibrio naturale attraverso l'uso di ovuli [159].

Conclusioni

Sul mercato sono disponibili numerosi prodotti di Cannabis Medica, ma è cruciale tenere presente che medicinali non testati o derivanti da cannabis non destinata all'uso medico possono rappresentare un rischio per la sicurezza del paziente. La qualità di un medicinale è in parte determinata dall'accuratezza del dosaggio e dalla riproducibilità della dose.

L'uso di prodotti non testati o non conformi agli standard medici può compromettere l'efficacia e la sicurezza del trattamento. La variabilità nella concentrazione di cannabinoidi e altri composti presenti nelle preparazioni può rendere difficile la regolazione della dose e l'ottenimento di risultati terapeutici prevedibili, pertanto, è fondamentale che i pazienti e i professionisti sanitari si affidino a prodotti che soddisfino gli standard di qualità e siano stati sottoposti a test approfonditi.

I medicinali a base di Cannabis Medica destinati all'uso medico dovrebbero essere prodotti e commercializzati secondo rigidi protocolli, garantendo la tracciabilità delle materie prime utilizzate, la conformità alle normative di produzione e la verifica della qualità attraverso test laboratoriali.

Questi passaggi sono fondamentali per garantire la sicurezza e l'efficacia del trattamento. Inoltre, è essenziale coinvolgere il medico curante nella scelta e nella prescrizione, il quale può valutare le esigenze terapeutiche del paziente, stabilire la modalità di somministrazione più appropriata e monitorare la risposta al trattamento nel tempo.

La consulenza medica è particolarmente importante per adattare la terapia alle specifiche condizioni di salute del paziente, minimizzando il rischio di effetti collaterali indesiderati e massimizzando i benefici terapeutici.

La scelta del metodo di somministrazione della Cannabis Medica deve essere attentamente ponderata in base alle esigenze specifiche del paziente e alla natura dei sintomi, consentendo una terapia personalizzata e efficace.

Appendice

Storia e virtù terapeutiche di una pianta antichissima.

Testimonianze documentali dimostrano che la cannabis, oggi finalmente oggetto di un importante dibattito medico-scientifico, ha radici antiche in quanto era conosciuta ed utilizzata già migliaia di anni fa da molte popolazioni presenti a svariate latitudini della terra.

La Storia della cannabis è strettamente legata a quella dell'essere umano. Come possiamo riscontrare già in testi sapienziali quali quelli presenti nell'Antico Testamento, consci delle straordinarie virtù curative, questa pianta è stata coltivata ed utilizzata sin dall'antichità per molteplici scopi: in campo tessile per la qualità delle sue fibre, in ambito religioso-ascetico, e soprattutto in ambito medico.

Diversi ritrovamenti di alcuni semi fossilizzati, dimostrano che la sua coltivazione risale infatti ad oltre 10 mila anni fa. Secondo gli studiosi l'origine della pianta risale all'Asia centrale dove cresceva spontaneamente e da cui sembra si sia diffusa prima verso la Cina, poi verso l'Africa, l'Europa e l'America.

La cultura cinese si interessò principalmente alle sue potenzialità curative utilizzandola in infusi o tramite fumo. Nel mondo cinese, già a partire dal 2737 a.C., molte sono le testimonianze che raccontano i numerosi utilizzi in ambito medico della pianta che veniva descritta come sedativo e panacea. Ogni sua parte (fra cui fiori, semi e olio) era già stata studiata ed applicata per curare diversi disturbi: disordini femminili, gotta, malaria, reumatismi.

In India invece la cannabis veniva utilizzata soprattutto per cerimonie sacre e pratiche meditative, oltre che nella medicina popolare. Era ritenuta di origine divina, fonte di felicità e successo: per questo veniva coltivata dai bramini negli orti dei templi e serviva alla preparazione di un infuso, considerato sacro, chiamato "bhang" che assunto in determinate occasioni rituali favoriva, associato alla preghiera, l'unione con la divinità.

Diversi studi hanno dimostrato che a partire dal 500 d.c. la canapa raggiunse l'Occidente attraverso gli spostamenti e le migrazioni dei nomadi. Per quanto riguarda l'Italia, gli scritti di Plinio il Vecchio mostrano che fu introdotta dalle legioni romane all'incirca nel I secolo.

In Europa l'uso della cannabis come sostanza psicoattiva per eccellenza, è abbastanza recente: risale all'Ottocento e ben presto divenne una vera e propria moda soprattutto nella cultura francese del '900, ed in particolare fra gli intellettuali tanto che a Parigi nacque il Club "des Hashishins" (i mangiatori di hashish) frequentato da artisti e scrittori famosi che la considerava una sostanza preziosa per stimolare la creatività e l'ispirazione.

Anche se, in vari paesi, si possono riscontrare alcune norme restrittive che tendevano a bandire la sostanza già in epoca precedente a tale data, negli anni '30 saranno gli Stati Uniti a mettere in atto quel proibizionismo che si estenderà poi in tutto il mondo occidentale e porterà alle regolamentazioni delle Nazioni Unite del 1961 e dunque a proibire la cannabis che peraltro in quegli anni viene ribattezzata "marijuana": un termine derivato dal linguaggio presente nelle etnie ispaniche ed afroamericane. L'abitudine di fumare le infiorescenze era infatti associata ai numerosi immigrati che avevano iniziato a varcare le frontiere e a stabilirsi negli Stati Uniti e ai numerosi musicisti jazz presenti in quel territorio, che erano per la maggior parte afroamericani.

Da parte dei media, anche per motivi economici, si scatena una violenta campagna anti-cannabis intrisa anche di spunti razzisti arrivando addirittura ad affermare, per diffondere paura, che gli immigrati messicani che fumavano cannabis, in preda ai suoi effetti, violentavano le donne!

Come conseguenza di un cambiamento del clima culturale e politico, i consumatori di cannabis vengono demonizzati e condannati e fino al ventesimo secolo rimane, nella maggior parte di Stati, una sostanza illegale perché utilizzata per la produzione di sostanze stupefacenti. A sostegno di questa demonizzazione nasce in quegli anni la "Teoria del passaggio" secondo la quale l'uso di sostanze, (quale la cannabis) definite "droghe leggere" predispone ed aumenta la probabilità di un futuro consumo di droghe cosiddette "pesanti" ovvero maggiormente dannose e capaci di creare dipendenza come la morfina, la cocaina, l'eroina, il crack. Questa teoria che continua tutt'oggi ad essere oggetto di dibattito, non ha in realtà alcun fondamento scientifico: la maggior parte di consumatori si limitano a farne un uso saltuario e non effettuano questo "passaggio" alle droghe pesanti (come affermato nel National Commission on Marihuana and Drug Abuse, "Marihuana. A signal of Misunderstanding"). Purtroppo, la scarsa conoscenza dell'opinione pubblica in tema di "droghe" fa sì che questa teoria rimanga in vita come se fosse "una verità scientificamente accertata".

Infine il movimento giovanile hippy degli anni '60 creò una vera e propria controcultura che vedeva nella rivoluzione sessuale e nell'uso di stupefacenti (la cannabis in primis) i canali privilegiati per ampliare la conoscenza di "Sé e dell'Altro" (spesso nei termini di immanenza spirituale e di connessione empatica fra gli individui) e per ribellarsi alla cultura repressiva e piena di tabù del tempo. Erano gli anni dei Beatles, dei Rolling Stones, di Bob Dylan, di Joan Baez, dei grandi concerti e festival musicali come Woodstock dove musica, voglia di cambiare il mondo e stupefacenti erano inestricabilmente legati.

Da quegli anni, l'uso delle "canne-spinelli" nel mondo dei giovani rimane diffusissimo.

Nel corso degli anni le politiche proibizionistiche, con il loro correlato legislativo, si sono diffuse in tutto il mondo ma con risultati fallimentari non solo nei termini di una riduzione del suo consumo ma anche di un ampliamento del mercato illegale gestito dalle diverse forme di criminalità organizzata. Inoltre, dal vertice della pura ricerca scientifica, questo clima culturale ne ha inibito pesantemente la ricerca in relazione al suo potenziale clinico.

Infatti, i tabù che l'hanno relegata ad un uso e ad una funzione esclusivamente ricreativa ed illegale, hanno ostacolato quegli studi scientifici che ne avrebbero svelato il potenziale, come il Dottor Caldarera mette in luce nel suo testo.

La ricerca scientifica sta sempre più riscoprendo il potenziale terapeutico dei cannabinoidi e l'importanza delle sue proprietà nel campo della medicina, isolando nella Cannabis sativa i principi attivi CBD e il THVC privi di effetti stupefacenti e ricche di potenzialità terapeutiche. Gli studi in atto testimoniano infatti che rappresenta un valido supporto per terapie integrative rallentando la progressione di alcune malattie e che risulta efficace in particolare nella cura delle malattie degenerative, tumorali, nelle epilessie farmacoresistenti, nel dolore cronico e in alcune forme di diabete.

Anche se con notevole ritardo, sono iniziati da non molti anni studi scientifici volti a verificare se l'utilizzo della cannabis può essere applicata anche nell'ambito dei disturbi psichici ed in particolare nel trattamento di ansia e depressione.

L'epoca delle "passioni tristi"

Secondo le statistiche, i disturbi di panico, di ansia generalizzata e di ansia sociale sono le patologie psichiatriche più diffuse nel mondo (visto che ne soffrono ben 270 milioni di persone). Queste colpiscono prevalentemente le donne e, dopo la pandemia da SARS COVID-19, gli adolescenti. I disturbi d'ansia, assieme a quelli depressivi, sono i disturbi mentali più frequenti nel mondo contemporaneo e di cui soffrono una persona su 5.

Come mai?

La crisi della famiglia, l'instabilità delle relazioni affettive ed un clima sociale carico di angosce sono fra le cause più conosciute.

Eventi sociali quali la crisi economica, la pandemia, le guerre, le catastrofi ambientali, atti di violenza efferati sono tutti fattori sociali ed ambientali che hanno determinato un clima emotivo di incertezza, di paura, di perdita di sicurezza e di riferimenti. Tutto ciò ha inevitabilmente avuto ripercussioni profonde sulla qualità della salute mentale della popolazione.

Finora i disturbi di ansia sono stati affrontati con cure farmacologiche (prevalentemente con le benzodiazepine, una classe di farmaci dotata di proprietà ansiolitiche, sedative-ipnotiche), con trattamenti psicoterapici, oppure con l'integrazione dei due approcci.

Il connubio di farmaci e psicoterapia è indispensabile perché, se il paziente non affronta i suoi problemi e non risale alle cause della sua sofferenza attraverso un percorso di psicoterapia, non solo rimane dipendente dai farmaci, ma tende per effetto dell'assuefazione, a aumentare le dosi.

Secondo quanto emerso da Headway-Mental Health Index 2.0, realizzato da The European House - Ambrosetti in collaborazione con Angelini Pharma del 2022, solo un paziente su tre riceve un trattamento sanitario soprattutto a causa della crisi profonda dei servizi preposti alla cura della Salute mentale, un ambito che richiederebbe urgenti risorse a fronte di un incremento costante del malessere psichico e dei disturbi mentali.

Quali disturbi psichici possono essere trattati con efficacia? La somministrazione di cannabis permette di ottenere gli stessi risultati di farmaci quali gli ansiolitici o gli antidepressivi?

Anche se ancora insufficienti, sembra che i risultati ottenuti da studi sugli effetti terapeutici della canabis sativa su svariati tipi di disturbi, indichino un alleviamento dei sintomi di ansia, depressione e stress.

Fra gli studi scientifici più importanti, ne cito tre: quello condotto dal Medical Cannabis Registry del Regno Unito su 300 pazienti affetti da disturbi quali ansia e depressione; quello dell'Università di Pullman su un campione di 1.400 persone affette da questi disturbi; e quello dei ricercatori americani della Washington State University che dimostrano che anche Il CBD è un ingrediente della cannabis molto importante, oltre al THC per ridurne in modo significativo i sintomi.

Facendo riferimento alla mia esperienza di Psicoterapeuta che da anni si occupa di ambito clinico dove tocchiamo con mano quanto siano enormemente aumentati i disturbi di ansia non solo negli adulti, ma anche in bambini e adolescenti, ho potuto constatare, attraverso i pazienti seguiti, che il trattamento con la cannabis risulta efficace soprattutto sui sintomi dall'ansia piuttosto che su quelli depressivi, che solo in pochi casi vengono ridimensionati.

Spesso i pazienti che soffrono da tempo di ansia e chiedono un aiuto terapeutico, fanno già uso di ansiolitici, ma sono ancora pochi quelli che conoscono la possibilità di sostituirli con la cannabis terapeutica e non mancano le resistenze a farlo. Quando un paziente, a causa di processi di assuefazione, deve gradatamente passare da una cura farmacologica a base di ansiolitici e antidepressivi per sostituirla con il trattamento con la cannabis è fondamentale che si rivolga a uno psichiatra con una formazione specifica nel campo. Ciò è fondamentale per riuscire a individuare la corretta posologia: una operazione non semplice che richiede prove ed errori ed un confronto costante fra psicoterapeuta e medico rispetto all'andamento della terapia per arrivare alla dose ottimale per quel singolo paziente.

La questione del dosaggio è molto delicata e complessa a causa del fatto che il sistema cannabinoide, sui quali recettori la sostanza agisce, provoca reazioni differenti in ogni essere umano e, di conseguenza, il dosaggio controllato è fondamentale per ottenere l'effetto terapeutico desiderato.

Poiché sono ancora pochi, allo stato attuale, i medici esperti in questo campo, sarebbe necessario incrementare al più presto i corsi di formazione in questo ambito ed allo stesso tempo pubblicare articoli, non solo su riviste specializzate, per far conoscere ad un pubblico più vasto le funzioni curative della cannabis.

Nel confermare i benefici della cannabis nel trattare i sintomi di chi soffre di ansia, come appunto dimostrano gli studi scientifici in atto, va anche evidenziato un altro fattore importante: la prescrizione di medicine a base di cannabis, oltre a portare a miglioramenti significativi di specifiche sintomatologie, non provoca gli effetti collaterali che gli ansiolitici comportano.

L'augurio è che in concomitanza con il proseguo degli studi e delle ricerche e di pubblicazioni quali quella dell'Autore di questo testo, aumenti sempre di più l'utilizzo di una pianta che, prima di noi, popoli diversi e lontani nel tempo, avevano scoperto proprio per le sue straordinarie proprietà terapeutiche.

Graziella Zizzo
Psicoterapeuta, Docente UNIPA, Supervisore Scuola di Specializzazione in Psicoterapia della COIRAG Istituto di Palermo.

Postfazione

Nella storia dell'umanità, la presenza e l'uso della cannabis si intrecciano inestricabilmente, in maniera talvolta conclamata e altre volte in forme più sottili, con le trame sociali di svariate comunità, permeandone le sfere religiose, relazionali e di cura. Questo rapporto peculiare, sebbene controverso e problematico in diversi periodi storici, comincia a incrinarsi profondamente nei primi decenni del novecento. Ci sono ragioni storiche complesse alla base del peculiare milieu che, in un certo momento della storia, ha portato a ostracizzare e bandire la Cannabis sativa negli Stati Uniti e in gran parte delle altre nazioni del mondo.

Non è, però, mia intenzione esaminare le dinamiche storiche che hanno portato a questo risultato né tantomeno entrare nel merito della diatriba fra legalizzazione e proibizionismo di questa pianta in ambito ricreativo. Se da una parte è ben noto l'effetto neurotossico di questa sostanza, specie in età evolutiva, dall'altro la gestione di sostanze psicotrope a livello legislativo ha un impatto così complesso a livello di gestione dei fenomeni sociali a esso correlati per cui la sua trattazione deve avere un respiro intellettuale talmente ampio che non può essere sviluppata in questa sede. Da un vertice prettamente psicologico, però, è necessario osservare come la Cannabis sativa venga percepita da una buona parte della popolazione italiana come mera sostanza stupefacente, creando una sorta di diffidenza nei confronti di quella ricerca biomedica che tenta di trattarla nella sua globalità, individuandone i potenziali benefici e cercando di isolarli da quelli più deleteri. Da questo punto di vista, è necessario decostruire lo stereotipo per cui questa è una pianta dal mero potenziale stupefacente, inquadrandola invece nel campo fitoterapico e chimico a gestione medica. Uno dei meriti della presente pubblicazione del Dottor Caldarera è quello di sottrarsi alle antinomie "benefici vs effetti avversi" e dimostrare invece come la ricerca biochimica sia riuscita a individuare i principi attivi presenti nella Cannabis sativa, isolandone alcuni come il THC, con effetto psicotropo, da altri, come il CBD o il

THCV, privi di effetti stupefacenti. Fatto questo, la sua analisi si è concentrata nel metterne in evidenza le potenzialità terapeutiche in relazione alla possibile cura di patologie insidiose come quelle legate al diabete mellito e allo stress ossidativo ad esso associato.

Il nostro auspicio è che si prosegua in questo processo di ricerca per giungere a una regolamentazione sempre più articolata che si basi sulla stretta evidenza dei dati scientifici, superando pensieri preconcetti in relazione a determinati ai possibili derivati di questa pianta, e avendo come obiettivo finale il benessere delle persone.

Come si evince da questa pubblicazione, numerose ricerche hanno indicato che alcuni componenti della cannabis sativa, come i fitocannabinoidi, possono avere effetti positivi sulla gestione del diabete mellito di tipo 2. Una regolamentazione equa consentirebbe l'accesso sicuro e controllato a prodotti a base di cannabis per coloro che cercano alternative terapeutiche per il controllo della glicemia. A partire da questo si potrebbe promuovere l'uso responsabile della cannabis come parte di un regime di trattamento integrato per il diabete, fornendo ai pazienti un'opzione aggiuntiva per gestire la loro condizione.

Inoltre, come gli studi presenti in questo testo suggeriscono, i composti presenti nella cannabis, come i cannabinoidi e i terpeni, possono avere proprietà antiossidanti e antinfiammatorie. Una regolamentazione equa e basata sull'evidenza scientifica dell'uso della cannabis potrebbe consentire agli individui di integrare tali composti nella gestione dello stress ossidativo associato al diabete, contribuendo a ridurre il rischio di complicanze a lungo termine.

Paolo Cusumano
Psicologo Clinico

Ringraziamenti

Grazie a tutti coloro che hanno reso possibile la realizzazione di questo libro. In particolare, desidero esprimere la mia profonda gratitudine alla Professoressa Sara Baldelli, mia docente di biochimica, per aver creduto fermamente in questo lavoro e per il suo prezioso sostegno, che va oltre la stesura della prefazione.

Un ringraziamento speciale va anche al caro amico Paolo Cusumano, psicologo clinico, per il suo fondamentale contributo alla stesura del libro, che oltre ad aver redatto la postfazione, con la sua competenza e dedizione hanno notevolmente migliorato la qualità e la profondità del lavoro.

Desidero esprimere la mia sincera gratitudine a Graziella Zizzo per il suo prezioso contributo nell'arricchimento del testo, l'appendice da Lei redatta ha contribuito al completamento delle informazioni dal punto di vista psicoterapico.

Non posso dimenticare di menzionare il Professor Stefano Garifo, docente di discipline chimiche, per le preziose informazioni che ha fornito e che hanno arricchito la sezione di chimica del libro.

Per ultimo, ma non meno importante, vorrei ringraziare mia moglie, i miei familiari per il loro costante sostegno e incoraggiamento lungo il percorso di creazione di questo lavoro.

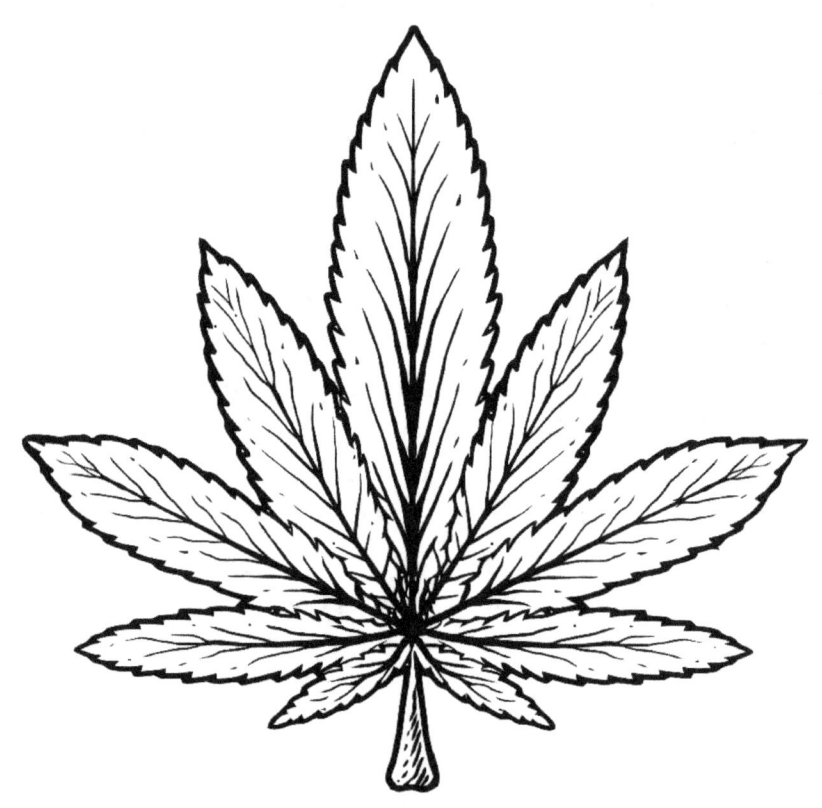

Glossario

AMERICAN ALLIANCE FOR MEDICAL CANNABIS (AAMC): è un'organizzazione che promuove l'accesso legale alla cannabis medica, con l'aiuto di operatori sanitari, membri della comunità, educatori, pazienti, clero e operatori sanitari;
ADIPONECTINA: è un ormone proteico che modula alcuni processi metabolici, inclusa la regolazione del glucosio e il catabolismo degli acidi grassi. È secreta unicamente dal tessuto adiposo nel flusso sanguigno ed è molto abbondante nel plasma sanguigno in funzione di altri ormoni. I livelli di presenza dell'ormone sono inversamente collegati con la percentuale di grasso nel corpo degli adulti, gli obesi, infatti, producono livelli più bassi di questo ormone rispetto a individui normopeso;
AGONISTA: si definisce agonista un farmaco che legandosi ad un recettore provoca una risposta biologica;
ALLELE: un allele è una delle diverse forme in cui può presentarsi un gene. L'insieme di tutti gli alleli per un particolare carattere costituisce la totalità delle informazioni genetiche che definiscono un gene;
ALLELI DOMINANTI E RECESSIVI: un allele può essere dominante se il carattere si manifesta, o recessivo nel caso contrario. Rispetto a un determinato gene gli individui possono essere omozigoti se i due alleli sono geneticamente identici o eterozigoti se i due alleli sono diversi;
ALLOSTERISMO: uno dei meccanismi di regolazione dell'attività delle proteine, che si attua attraverso una loro modificazione strutturale reversibile. Una proteina allosterica, per interazione reversibile (effetto allosterico) con una piccola molecola, o con un'altra macromolecola (effettore) che si lega a un sito solitamente diverso dal sito attivo della proteina (sito allosterico), subisce un cambiamento conformazionale (transizione allosterica) che determina profonde variazioni della sua attività;
AMMINOACIDI: o amminoacidi sono l'unità strutturale primaria delle proteine. Possiamo quindi immaginare gli aminoacidi come mattoncini che, uniti da un collante chiamato legame peptidico, formano una lunga sequenza che dà origine ad una proteina;
ANABOLISMO: l'anabolismo o biosintesi (dal greco ἀναβάλλειν = "*tirare su, costruire*") è una delle due vie del metabolismo e comprende l'insieme dei processi di sintesi o bioformazione delle molecole organiche (biomolecole) più complesse da quelle più semplici o dalle sostanze nutritive; questi processi richiedono energia, al contrario del catabolismo;
ANANDAMIDE: l'anandamide (arachidonil-etanolamide) è una sostanza prodotta dalle nostre cellule cerebrali che, per quanto chimicamente diversa dal delta-9-THC, interagisce, nel nostro organismo, con gli stessi recettori di quest'ultimo;
ANTAGONISTA: è un farmaco che legandosi ad un recettore non provoca una risposta biologica, può tuttavia avere un effetto impedendo il legame a quel recettore, di una sostanza endogena;
Apo A (APOLIPOPROTEINE): sono proteine capaci di legare lipidi e sono costituenti delle lipoproteine plasmatiche, aggregati molecolari deputati al trasporto di colesterolo e trigliceridi attraverso la circolazione ai vari tessuti e organi;

ASD: disturbo dello spettro autistico l'acronimo inglese ASD - Autism Spectrum Disorder, raccolgono un insieme di quadri patologici causati da problemi di neurosviluppo e caratterizzati da una generale difficoltà nello stabilire relazioni intersoggettive;
ATPasi: è una classe di enzimi che catalizza una specifica reazione grazie all'energia ricavata dall'idrolisi di ATP trasformandola in ADP e P;
BIASED-SEGNALING: la selettività funzionale (o "traffico di agonisti", "agonismo distorto", "segnalazione distorta", "bias del ligando" e "impegno differenziale") è la selettività dipendente dal ligando per determinate vie di trasduzione del segnale rispetto a un ligando di riferimento (spesso l'ormone endogeno o peptide) sullo stesso recettore;
cAMP: l'adenosina monofosfato ciclico (AMP ciclico o cAMP) è un metabolita delle cellule prodotto grazie all'enzima adenilato ciclasi a partire dall'ATP;
CAPSAICINA: la capsaicina (detta anche capsicina o capseicina) è un composto chimico presente, in diverse concentrazioni, in piante del genere *Capsicum* (ad esempio nel peperoncino piccante). È un irritante chimico per i mammiferi, compreso l'uomo, e produce una sensazione di bruciore in tutti i tessuti con cui viene a contatto;
CATABOLISMO: con il termine catabolismo (dal greco antico καταβάλλειν, *katabállein*, "demolire") si intende l'insieme dei processi metabolici che hanno come prodotti sostanze strutturalmente più semplici e povere di energia, mentre quella in eccesso viene liberata sotto forma di energia chimica (ATP) ed energia termica;
CATALASI: è un enzima, appartenente alla classe delle ossidoreduttasi, coinvolto nella detossificazione della cellula da specie reattive dell'ossigeno: H_2O_2;
CB: recettori dei cannabinoidi;
CB1,2: recettori dei cannabinoidi di tipo 1 e 2;
CBD: cannabidiolo;
CBD-A: acido cannabidiolico;
CBG: cannabigerolo;
CBGA: acido cannabigerolico;
CBN: cannabinolo;
CHETONI: detti anche corpi chetonici sono sostanze di rifiuto prodotte dal metabolismo dei grassi; vengono prodotti quando l'organismo non ha a disposizione il glucosio (o quando non riesce a utilizzarlo), pur necessitando comunque di energia. Se i grassi vengono *bruciati* a scopo energetico in elevata quantità i chetoni si accumulano nel sangue provocando uno stato di chetosi, che può eventualmente trasformarsi in chetoacidosi (una forma di acidosi metabolica) in particolari condizioni.
CROMATOGRAFIA: la cromatografia è una tecnica di separazione basata sulla diversa velocità di migrazione con cui più sostanze depositate su un supporto adatto (carta da filtro, gel di silice o di alluminio, ecc.), vengono trasportate da un fluido detto eluente e si stratificano in posizioni differenti sul supporto;
DIO: obesità indotta dalla dieta;
DISLIPIDEMIA: una serie di alterazioni della quantità di lipidi (grassi) nel sangue, in particolare trigliceridi e colesterolo;

DL$_{50}$: il termine DL$_{50}$ sta per dose letale 50 (in inglese LD$_{50}$ da *Lethal Dose 50*) e si riferisce alla quantità di una sostanza in grado di uccidere, in una unica somministrazione, il 50% (cioè la metà) di una popolazione campione di animali da esperimento; allo stesso modo viene definita la DL$_{90}$, in relazione al 90% di una popolazione;

ECS: o sistema endocannabinoide è un sistema biologico di comunicazione tra le cellule. Si tratta di uno dei più complessi e più importanti sistemi del nostro corpo, che contribuisce a regolare gran parte delle funzioni vitali. Inoltre il suo compito è anche quello di mantenere l'omeostasi dell'organismo, cioè il suo delicato equilibrio interno, che viene messo a repentaglio dalle condizioni esterne dell'ambiente;

ETD: differenza di trattamento stimata;

FANS: sono gli antinfiammatori non steroidei, farmaci utilizzati per alleviare il dolore (analgesici) ridurre l'infiammazione (antiflogistici), abbassare la temperatura corporea in caso di febbre (antipiretici);

FDA: dall'inglese food and drug administration, tradotto letteralmente è amministrazione degli alimenti e dei farmaci è l'ente governativo statunitense che si occupa della regolamentazione dei prodotti alimentari e farmaceutici, dipendente dal Dipartimento della salute e dei servizi umani degli Stati Uniti d'America;

FRUTTOSIO 1,6 BISFOSFATASI: è un enzima che catalizza la conversione del fruttosio-1,6-bifosfato in fruttosio 6-fosfato nella gluconeogenesi e nel ciclo di Calvin, che sono entrambe le vie anaboliche;

GABA-B1: sono recettori accoppiati a proteine G inibitorie. La loro attivazione porta rispettivamente a riduzione dell'eccitabilità neuronale e della liberazione del neurotrasmettitore;

GIP (Gastric inhibitory peptide): sono incretine ovvero ormoni prodotti a livello gastrointestinale e più precisamente dalle cellule K del duodeno. Secreti dopo i pasti hanno la funzione di controllare la glicemia in vari modi:
- aumentando la secrezione di insulina da parte delle cellule beta del pancreas;
- diminuendo la secrezione di glucagone (antagonista dell'insulina) inibendo le cellule alfa del pancreas;
- rallentando la motilità e dunque lo svuotamento gastrico (rendendo più "soft" la curva glicemica postprandiale) e diminuendo l'appetito;
- migliora la sensibilità insulinica;
- aumenta la massa β cellulare e migliora la funzione β-cellulare (questi effetti a lungo termine non sono mai stati dimostrati nell'uomo).

GLICOGENO FOSFORILASI: è un enzima, appartenente alla classe delle transferasi, di fondamentale importanza che interviene nella demolizione del glicogeno. Infatti agisce distaccando una molecola di glucosio dall'estremità non riducente della catena di glicogeno. Questo meccanismo biochimico si verifica nel momento in cui è necessaria la presenza di glucosio nel sangue (cioè quando la glicemia è bassa);

GLUCOSIO-6-FOSFATASI: è un enzima che idrolizza a livello del fegato il glucosio-6-fosfato, con conseguente creazione di un gruppo fosfato e glucosio libero. Il glucosio viene poi esportato dalla cellula tramite trasportatori del glucosio, proteine di membrana che consentono il passaggio del glucosio attraverso la membrana plasmatica. Questa catalisi completa la fase finale della gluconeogenesi e glicogenolisi e quindi svolge un ruolo chiave nella regolazione omeostatica dei livelli di glucosio nel sangue;

GLUCONEOGENESI: è il processo di sintesi del glucosio a partire da precursori non glucidici come l'acido lattico prodotto dalla glicolisi anaerobica, come gli aminoacidi derivanti dall'alimentazione o dalla degradazione delle proteine strutturali o come anche dal glicerolo ottenuto dall'idrolisi dei trigliceridi. La gluconeogenesi è fondamentale per garantire un adeguato apporto di glucosio ai tessuti insulino-indipendenti come il cervello, i globuli rossi ed i muscoli durante l'esercizio fisico intenso. La gluconeogenesi, che si svolge in molti i tessuti ed in particolare nel fegato, diventa fondamentale durante il digiuno, quando le riserve glucidiche dell'organismo sono esaurite.

GLUTATIONE RIDOTTO (GSH): Il glutatione è un forte antiossidante, sicuramente uno dei più importanti tra quelli che l'organismo è in grado di produrre. Rilevante è la sua azione sia contro i radicali liberi o molecole come perossido di idrogeno, nitriti, nitrati, benzoati e altre. Svolge un'importante azione nel globulo rosso, proteggendo tali cellule da pericoli ossidativi che causerebbero l'emolisi. È un tripeptide costituito da cisteina e glicina, legate da un normale legame peptidico, e glutammato, che invece è legato alla cisteina con un legame isopeptidico tra il gruppo carbossilico della catena laterale del glutammato e il gruppo amminico della cisteina;

H_2SO_4: solfato ferroso (o vetriolo verde) è il sale di ferro (II) dell'acido solforico;

HbA1C: l'emoglobina glicata è una forma di emoglobina usata principalmente per identificare la concentrazione plasmatica media del glucosio per un lungo periodo di tempo. Viene prodotta in una reazione non-enzimatica a seguito dell'esposizione dell'emoglobina normale al glucosio plasmatico. La glicazione alta dell'emoglobina è stata associata con le malattie cardiovascolari, le nefropatie e la retinopatia del diabete mellito. Il monitoraggio dell'HbA1C nei pazienti con diabete di tipo 1 può migliorare il trattamento;

HDL-C: colesterolo lipoproteico ad alta densità è composto principalmente da proteine e da una ridotta quantità di colesterolo. Il colesterolo è una molecola (uno steroide) essenziale per la vita ed un costituente delle membrane cellulari di tutti gli organi e tessuti. Tuttavia, il colesterolo può depositarsi nelle arterie, aumentando il rischio di malattie cardiache, infarto ed altri problemi di salute. È considerato protettivo perché preleva il colesterolo in eccesso e lo trasporta al fegato per la rimozione, per questo è definito anche "colesterolo buono";

HOMA2: è un software che calcola l'insulino-resistenza e la capacità delle cellule beta di rispondere alla glicemia utilizzando formule matematiche che coinvolgono misurazioni di glucosio e insulina a digiuno. Questo metodo è utile per valutare la funzione pancreatica nelle persone con diabete o a rischio di sviluppare il diabete di tipo 2;

IUPAC: la IUPAC è un'organizzazione non governativa internazionale dedita al progresso della chimica. Ha lo scopo di promuovere lo sviluppo della chimica nel mondo scienze chimiche e di contribuire all'applicazione delle scienze chimiche al servizio del genere umano;

LDL-C: colesterolo lipoproteico a bassa densità, noto anche come colesterolo LDL (sigla di *Low Density Lipoproteins*). Sono lipoproteine caratterizzate da una densità compresa tra 1,006 e 1,063 g/ml e da un diametro di circa 18-25 nm. Nel linguaggio comune sono conosciute come "colesterolo cattivo";

MALONDIALDEIDE: è un metabolita fisiologico e un marcatore dello stress ossidativo. Risulta dalla perossidazione lipidica degli acidi grassi polinsaturi, ovvero, un processo dovuto ai cosiddetti "radicali liberi" contenenti ossigeno molecolare con carenza di un elettrone (perossili); in virtù di questo, i lipidi contenenti acidi grassi insaturi e i loro esteri vengono direttamente ossidati dall'ossigeno molecolare causando un danno che è in grado di propagarsi mediante una reazione a catena, in quanto i lipidi privati di elettroni tendono a reintegrare la perdita "rubandoli" alle molecole contigue, fino a coinvolgere anche le proteine del nucleo centrale ed il DNA;

MAPK: una protein chinasi attivata dal mitogeno è un tipo di protein chinasi specifica per gli aminoacidi serina e treonina. Sono coinvolti nel dirigere le risposte cellulari a una vasta gamma di stimoli, come mitogeni, stress osmotico, shock termico e citochine pro infiammatorie;

METFORMINA: è un farmaco ipoglicemizzante attivo per via orale nel trattamento del diabete mellito non insulino-dipendente, diabete di tipo 2. È somministrato sia in monoterapia che in terapia combinata con altri farmaci;

NEUROTRASMETTITORE: in biologia un neurotrasmettitore è una sostanza che veicola le informazioni fra i neuroni attraverso la trasmissione sinaptica;

OGTT: è l'acronimo per Oral Glucose Tolerance Test che in italiano significa Curva da Carico Orale di Glucosio;

OMEOSTASI: è la tendenza naturale al raggiungimento di una relativa stabilità, sia delle proprietà chimico-fisiche interne sia comportamentali, che accomuna tutti gli organismi viventi;

OSSIDO NITRICO: le specie reattive dell'azoto RNS si formano quando elevati livelli endocellulari di anione superossido e perossido di idrogeno reagiscono con l'ossido nitrico. Questo radicale, che normalmente si forma a partire dall'aminoacido L-arginina in una reazione catalizzata dalla Ossido Nitrico Sintetasi (NOS) svolge in condizioni fisiologiche una fondamentale azione di messaggero intracellulare. La sua reazione con anione superossido e perossido di idrogeno porta alla formazione di perossinitrito (OONO$^-$) altamente citotossico con potere ossidante superiore di quello degli stessi ROS che lo hanno generato;

PGR: l'acronimo inglese sta per "regolatori di crescita delle piante" e indica appunto quelle molecole che regolano la crescita e lo sviluppo. Queste sostanze chimiche si trovano naturalmente nelle piante e ne garantiscono una crescita normale ed equilibrata;

PROTEINE G: le proteine G sono un sottogruppo di una superfamiglia di GTPasi. Nei mammiferi si possono distinguere due ampie classi di GTPasi: le GTPasi monomeriche e le proteine G eterotrimeriche, costituite cioè da tre subunità proteiche;

RESISTINA: è un ormone di origine proteica prodotta dai macrofagi in seguito ad un aumento del tessuto adiposo, codificato dal gene RETN. Comporta resistenza all'insulina e sopprime l'attività dell'AMPK (protein chinasi dipendente da AMP, che non deve essere confuso con PKA) nel fegato e nel tessuto muscolare;

STRESS OSSIDATIVO: o "squilibrio REDOX" indica l'insieme delle alterazioni che si producono nei tessuti, nelle cellule e nelle macromolecole biologiche quando queste sono esposte ad un eccesso di agenti ossidanti. L'effetto è costituito da alterazioni metaboliche, danno e morte cellulare. Uno stato di Stress Ossidativo consegue all'azione di sostanze chimiche instabili altamente reattive (i radicali liberi dell'ossigeno e dell'azoto, ROS e RNS), di agenti non radicalici pro-ossidanti (come l'acqua ossigenata) e di radiazioni ionizzanti. Se le difese antiossidanti della cellula e dell'organismo sono insufficienti a mantenere lo stato redox in equilibrio e la situazione di stress è prolungata, l'eccesso di ROS e RNS può generare alterazioni vitali che a lungo andare diventano irreversibili;

SUPEROSSIDO DISMUTASI (SOD): è un enzima che appartiene alla classe delle ossidoreduttasi. Si tratta quindi di un importante antiossidante in quasi tutte le cellule esposte all'ossigeno;

TERPENOFENOLI: composti accomunati dalla capacità di interagire con i recettori cannabinoidi del corpo umano e degli altri animali;

TOPI CB1+/+: ci si riferisce a topi che hanno entrambi i geni CB1 integri, senza modifiche o mutazioni i cosiddetti wild type o topi con genotipo CB1+/+ in entrambi gli alleli, il che significa che non ci sono mutazioni o modifiche genetiche che influenzano il funzionamento del gene CB1;

TOPI CB1-/-: ci si riferisce a topi che sono stati geneticamente modificati in modo che entrambi i loro geni CB1 siano disattivati o eliminati. In questo caso, "-/-" indica che entrambi gli alleli del gene CB1 sono stati alterati o eliminati. Questi topi sono comunemente usati negli studi scientifici per comprendere meglio il ruolo specifico dei recettori CB1 e i loro effetti fisiologici e comportamentali. La disattivazione dei geni CB1 può essere utile per studiare il coinvolgimento dei recettori cannabinoidi in vari processi biologici e patologici;

TOPI ob/ob: il topo ob/ob o obeso è un topo mutante che mangia eccessivamente a causa di mutazioni nel gene responsabile della produzione di leptina e diventa profondamente obeso;

TRIGLICERIDI: detti anche triacilgliceroli, sono esteri neutri del glicerolo. Strutturalmente si formano quando tutti e tre i gruppi alcolici del glicerolo sono esterificati con tre molecole di acidi grassi. Il glicerolo è infatti un alcool costituito da una catena di tre atomi di carbonio (C) con un gruppo ossidrilico (OH) legato a ciascun atomo di carbonio. Gli acidi grassi sono uniti all'alcol tramite legami esterei in seguito a una reazione di condensazione, con l'eliminazione di una molecola di acqua (H_2O) per ogni acido grasso;

TRPV1: recettore transitorio potenziale recettore vanilloide 1;

VIA DELLE ESOSAMMINE: (in inglese hexosamine biosynthesis pathway o HBP) è una via metabolica deputata alla sintesi dei substrati necessari ai processi di glicosilazione. Il prodotto finale di questa via metabolica (o pathway) è l'UDP N-acetil glucosammina (UDP-GlcNAc) partendo da dei derivati del glucosio. Tale molecola è alla base di molti meccanismi molecolari come ad esempio le modifiche post-traduzionali delle proteine ad opera di enzimi come OGT, la sintesi di glicolipidi, la glicosilazione delle proteine nell'apparato del Golgi ed altre.

Questa via è strettamente legata alla glicolisi, infatti il primo substrato della via metabolica è il fruttosio 6-fosfato, il quale ne è appunto uno dei primi prodotti.

Bibliografia

1. GU Serie Generale n° 304 del 30/12/2016
2. https://curia.europa.eu/jcms/upload/docs/application/pdf/2020-11/cp200141it.pdf
3. GU Serie Generale n° 172 del 25/07/2023
4. Compositions comprising crystalline trans-(+/-)-delta-9-tetrahydrocannabinol, 14 giugno 2006.
5. Pubchem, *Dronabinol*, su pubchem.ncbi.nlm.nih.gov
6. Roger Adams, D. C. Pease e C. K. Cain, Structure of Cannabidiol. VI. Isomerization of Cannabidiol to Tetrahydrocannabinol, a Physiologically Active Product. Conversion of Cannabidiol to Cannabinol1, in Journal of the American Chemical Society, vol. 62, n. 9, 1940-09, pp. 2402–2405, DOI:10.1021/ja01866a040
7. Liu C, Puopolo T, Li H, Cai A, Seeram NP, Ma H (September 2022). "Identification of SARS-CoV-2 Main Protease Inhibitors from a Library of Minor Cannabinoids by Biochemical Inhibition Assay and Surface Plasmon Resonance Characterized Binding Affinity" Molecules. 27 (18):6127.doi:10.3390/molecules27186127 PMC 9502466 PMID 36144858
8. Onofri, C., de Meijer, E. P., & Mandolino, G. (2015). Sequence heterogeneity of cannabidiolic-and tetrahydrocannabinolic acid-synthase in Cannabis sativa L. and its relationship with chemical phenotype. Phytochemistry, 116, 57-68.
9. Small, Ernest, and Steve GU Naraine. Size matters: evolution of large drug-secreting resin glands in elite pharmaceutical strains of Cannabis sativa (marijuana). *Genetic resources and crop evolution* 63.2 (2016): 349-359.
10. Gülck, Thies, and Birger Lindberg Møller. Phytocannabinoids: origins and biosynthesis. *Trends in Plant Science* (2020).
11. Sabatino, Maione[1] Fabiana Piscitelli,[2] Luisa Gatta,[1] Daniela Vita,[1] Luciano De Petrocellis,[3] Enza Palazzo,[1] Vito de Novellis,[1] and Vincenzo Di Marzo[2] Non-psychoactive cannabinoids modulate the descending pathway of antinociception in anaesthetized rats through several mechanisms of action" Br J Pharmacol. 2011 Feb; 162(3): 584–596. doi: 10.1111/j.1476-5381.2010.01063.x
12. Chu, Z. L. et al. A role for intestinal endocrine cell-expressed g protein-coupled receptor 119 in glycemic control by enhancing glucagon-like Peptide-1 and glucose-dependent insulinotropic Peptide release. Endocrinology 149, 2038–2047 (2008).
13. Soga, T. et al. Lysophosphatidylcholine enhances glucose-dependent insulin secretion via an orphan G-protein-coupled receptor. Biochem. Biophys. Res. Commun. 326, 744–751 (2005).
14. Hassing, H. A. et al. Biased signaling of lipids and allosteric actions of synthetic molecules for GPR119. Biochem. Pharmacol. 119, 66–75 (2016).
15. Ahren, B. Islet G protein-coupled receptors as potential targets for treatment of type 2 diabetes. Nat. Rev. Drug Discov. 8, 369–385 (2009).

16. Lauffer, L., Iakoubov, R. & Brubaker, P. L. GPR119: "double-dipping" for better glycemic control. Endocrinology 149, 2035–2037 (2008).
17. Semple, G. et al. Discovery of the first potent and orally efficacious agonist of the orphan G-protein coupled receptor 119. J. Med. Chem. 51, 5172–5175 (2008).
18. Overton, H. A. et al. Deorphanization of a G protein-coupled receptor for oleoylethanolamide and its use in the discovery of small-molecule hypophagic agents. Cell Metab. 3, 167–175 (2006).
19. Zhao, J., Zhao, Y., Hu, Y. & Peng, J. Targeting the GPR119/incretin axis: a promising new therapy for metabolic-associated fatty liver disease. Cell. Mol. Biol. Lett. 26, 32 (2021).
20. Hansen, H. S., Rosenkilde, M. M., Holst, J. J. & Schwartz, T. W. GPR119 as a fat sensor. Trends Pharmacol. Sci. 33, 374–381 (2012).
21. Liang, Y. L. et al. Phase-plate cryo-EM structure of a biased agonist-bound human GLP-1 receptor-Gs complex. Nature 555, 121–125 (2018).
22. Silvestri C, Ligresti A, Di Marzo V. Peripheral effects of the endocannabinoid system in energy homeostasis: adipose tissue, liver and skeletal muscle. Rev Endocr Metab Disord 2011;12: 153–162
23. Horv´ath B, Mukhopadhyay P, Hask´o G, Pacher P. The endocannabinoid system and plant-derived cannabinoids in diabetes and diabetic complications. Am J Pathol 2012;180:432–442
24. Di Marzo V. The endocannabinoid system in obesity and type 2 diabetes. Diabetologia 2008;51:1356–1367
25. Christopoulou FD, Kiortsis DN. An overview of the metabolic effects of rimonabant in randomized controlled trials: potential for other cannabinoid 1 receptor blockers in obesity. J Clin Pharm Ther 2011;36:10–18
26. Le Foll B, Gorelick DA, Goldberg SR. The future of endocannabinoid-oriented clinical research after CB1 antagonists. Psychopharmacology (Berl) 2009;205:171–174
27. Rajesh M, Mukhopadhyay P, B´atkai S, et al. Cannabidiol attenuates high glucose-induced endothelial cell inflammatory response and barrier disruption. Am J Physiol Heart Circ Physiol 2007;293:H610–H619
28. El-Remessy AB, Al-Shabrawey M, Khalifa Y, Tsai NT, Caldwell RB, Liou GI. Neuroprotective and blood-retinal barrier-preserving effects of cannabidiol in experimental diabetes. Am J Pathol 2006;168:235–244
29. Toth CC, Jedrzejewski NM, Ellis CL, Frey WH 2nd. Cannabinoid-mediated modulation of neuropathic pain and microglial accumulation in a model of murine type I diabetic peripheral neuropathic pain. Mol Pain 2010;6:16
30. Rajesh M, Mukhopadhyay P, B´atkai S, et al. Cannabidiol attenuates cardiac dysfunction, oxidative stress, fibrosis, and inflammatory and cell death signaling pathways in diabetic cardiomyopathy. J Am Coll Cardiol 2010;56:2115–2125
31. Stanley CP, Wheal AJ, Randall MD, O'Sullivan SE. Cannabinoids alter endothelial function in the Zucker rat model of type 2 diabetes. Eur J Pharmacol 2013;720:376–382
32. Richardson D, Ortori CA, Chapman V, Kendall DA, Barrett DA. Quantitative profiling of endocannabinoids and related compounds in rat brain using liquid

chromatographytandem electrospray ionization mass spectrometry. Anal Biochem 2007;360:216–226

33. Flint A, Raben A, Blundell JE, Astrup A. Reproducibility, power and validity of visual analogue scales in assessment of appetite sensations in single test meal studies. Int J Obes Relat Metab Disord 2000;24:38–48
34. Endler NS, Rutherford A, Denisoff E. Beck depression inventory: exploring its dimensionality in a nonclinical population. J Clin Psychol 1999;55:1307–1312
35. Barter PJ. Hugh sinclair lecture: the regulation and remodelling of HDL by plasma factors. Atheroscler Suppl 2002;3:39–47
36. Christou GA, Tselepis AD, Kiortsis DN. The metabolic role of retinol binding protein 4: an update. Horm Metab Res 2012;44:6–14
37. Whitehead JP, Richards AA, Hickman IJ, Macdonald GA, Prins JB. Adiponectin–a key adipokine in the metabolic syndrome. Diabetes Obes Metab 2006;8:264–280
38. McPartland JM, Duncan M, Di Marzo V, Pertwee RG. Are cannabidiol and D(9)-tetrahydrocannabivarin negative modulators of the endocannabinoid system? A systematic review. Br J Pharmacol 2015;172:737–753
39. Steppan CM, Bailey ST, Bhat S, et al. The hormone resistin links obesity to diabetes. Nature 2001;409:307–312
40. Irwin N, Flatt PR. Evidence for beneficial effects of compromised gastric inhibitory polypeptide action in obesity-related diabetes and possible therapeutic implications. Diabetologia 2009;52:1724–1731
41. Abdel-Salam, O. M. E., Sleem, A. A., and Shafee, N. (2014). Hepatoprotective Effects of Cynara Extract and Silymarin on Carbon Tetrachloride-Induced Hepatic Damage in Rats. *Comp. Clin. Pathol.* 23(3), 709–716. doi:10.1007/s00580-012-1675-3
42. Adewoye, O. E., Bolarinwa, A. F., and Olorunsogo, O. O. (2000). Ca++, Mg++-ATPase Activity in Insulin-dependent and Non-insulin Dependent Diabetic Nigerians. *Afr. J. Med. Med. Sci.* 29(3-4), 195–199 .
43. Akinyemi, A. J., Onyebueke, N., Faboya, O. A., Onikanni, S. A., Fadaka, A., and Olayide, I. (2017). Curcumin Inhibits Adenosine Deaminase and Arginase Activities in Cadmium-Induced Renal Toxicity in Rat Kidney. *J. Food Drug Anal.* 25(2), 438–446. doi:10.1016/j.jfda.2016.06.004
44. Akomolafe, S. F., Akinyemi, A. J., Ogunsuyi, O. B., Oyeleye, S. I., Oboh, G., Adeoyo, O. O., et al. (2017). Effect of Caffeine, Caffeic Acid and Their Various Combinations on Enzymes of Cholinergic, Monoaminergic and Purinergic Systems Critical to Neurodegeneration in Rat Brain—In Vitro. *NeuroToxicology*. 62, 6–13. doi:10.1016/j.neuro.2017.04.008
45. Akomolafe, S. F., Oboh, G., Akindahunsi, A. A., Akinyemi, A. J., and Tade, O. G. (2013). Inhibitory Effect of Aqueous Extract of Stem Bark of Cissus Populnea on Ferrous Sulphate-And Sodium Nitroprusside-Induced Oxidative Stress in Rat's Testes In Vitro. *ISRN Pharmacol*. 2013.
46. Anderson, E. R., and Shah, Y. M. (2013). Iron Homeostasis in the Liver. *Compr. Physiol*. 3(1), 315–330. doi:10.1002/cphy.c120016
47. Anderson, G. J., and Frazer, D. M. (2005). *Hepatic Iron Metabolism*. Thieme Medical Publishers, Inc.,New York.

48. Andre, C. M., Hausman, J.-F., and Guerriero, G. (2016). Cannabis sativa: the Plant of the Thousand and One Molecules. *Front. Plant Sci.* 7, 19. doi:10.3389/fpls.2016.00019
49. Andrews, N. C. (1999). Disorders of Iron Metabolism. *New Eng. J. Med.* 341(26), 1986–1995. doi:10.1056/NEJM199912233412607
50. Aso, E., and Ferrer, I. (2016). CB2 Cannabinoid Receptor as Potential Target against Alzheimer's Disease. *Front. Neurosci.* 10, 243. doi:10.3389/fnins.2016.00243
51. Bagatini, M. D., dos Santos, A. A., Cardoso, A. M., Mânica, A., Reschke, C. R., and Carvalho, F. B. (2018). The Impact of Purinergic System Enzymes on Noncommunicable, Neurological, and Degenerative Diseases. *J. Immunol. Res.* 2018. doi:10.1155/2018/4892473
52. Balogun, F., and Ashafa, A. (2017). Aqueous Root Extracts of Dicoma Anomala (Sond.) Extenuates Postprandial Hyperglycaemia *In Vitro* and its Modulation on the Activities of Carbohydrate-Metabolizing Enzymes in Streptozotocin-Induced Diabetic Wistar Rats. *S. Afr. J. Bot.* 112, 102–111. doi:10.1016/j.sajb.2017.05.014
53. Bersot, T. P., Vega, G. L., Grundy, S. M., Palaoğlu, K. E., Atagündüz, P., Özbayrakçi, S., et al. (1999). Elevated Hepatic Lipase Activity and Low Levels of High Density Lipoprotein in a Normotriglyceridemic, Nonobese Turkish Population. *J. Lipid. Res.* 40(3), 432–438. doi:10.1016/s0022-2275(20)32447-0
54. Bonini, S. A., Premoli, M., Tambaro, S., Kumar, A., Maccarinelli, G., Memo, M., et al. (2018). Cannabis sativa: A Comprehensive Ethnopharmacological Review of a Medicinal Plant with a Long History. *J. Ethnopharmacol.* 227, 300–315. doi:10.1016/j.jep.2018.09.004
55. Brand, E. J., and Zhao, Z. (2017). Cannabis in Chinese Medicine: Are Some Traditional Indications Referenced in Ancient Literature Related to Cannabinoids? *Front. Pharmacol.* 8, 108. doi:10.3389/fphar.2017.00108
56. Chance, B., and Maehly, A. (1955). Assay of Catalases and Peroxidases. *Methods Enzymol.* 2, 764–775. doi:10.1016/s0076-6879(55)02300-8
57. Cheung, O., and Sanyal, A. J. (2008). Abnormalities of Lipid Metabolism in Nonalcoholic Fatty Liver Disease, *Semin. Liver Dis.* 351–359. doi:10.1055/s-0028-1091979
58. Chowdhury, P., and Soulsby, M. (2002). Lipid Peroxidation in Rat Brain Is Increased by Simulated Weightlessness and Decreased by a Soy-Protein Diet. *Ann. Clin. Lab. Sci.* 32(2), 188–192.
59. Chukwuma, C. I., Matsabisa, M. G., Ibrahim, M. A., Erukainure, O. L., Chabalala, M. H., and Islam, M. S. (2019). Medicinal Plants with Concomitant Anti-diabetic and Anti-hypertensive Effects as Potential Sources of Dual Acting Therapies against Diabetes and Hypertension: A Review. *J. Ethnopharmacol.* 235 329–360. doi:10.1016/j.jep.2019.02.024
60. Cichoż-Lach, H., and Michalak, A. (2014). Oxidative Stress as a Crucial Factor in Liver Diseases. *World J. Gastroenterol.* 20(25), 8082–8091. doi:10.3748/wjg.v20.i25.8082

61. Cornblath, M., Randle, P., Parmeggiani, A., and Morgan, H. (1963). Regulation of Glycogenolysis in Muscle Effects of Glucagon and Anoxia on Lactate Production, Glycogen Content, and Phosphorylase Activity in the Perfused Isolated Rat Heart. *J. Biol. Chem.* 238(5), 1592–1597. doi:10.1016/s0021-9258(18)81105-x
62. Dibba, P., Li, A. A., Cholankeril, G., Iqbal, U., Gadiparthi, C., Khan, M. A., et al. (2018). The Role of Cannabinoids in the Setting of Cirrhosis. *Medicines.* 5(2), 52. doi:10.3390/medicines5020052
63. Ellman, G. L., Courtney, K. D., Andres, V., and Featherstone, R. M. (1961). A New and Rapid Colorimetric Determination of Acetylcholinesterase Activity. *Biochem. Pharmacol.* 7(2), 88–95. doi:10.1016/0006-2952(61)90145-9
64. Ellman, G. L. (1959). Tissue Sulfhydryl Groups. *Arch. Biochem. Biophys.* 82(1), 70–77. doi:10.1016/0003-9861(59)90090-6
65. Erukainure, O. L., Chukwuma, C. I., Matsabisa, M. G., Salau, V. F., Koorbanally, N. A., and Islam, M. S. (2020). Buddleja Saligna Willd (Loganiaceae) Inhibits Angiotensin-Converting Enzyme Activity in Oxidative Cardiopathy with Concomitant Modulation of Nucleotide Hydrolyzing Enzymatic Activities and Dysregulated Lipid Metabolic Pathways. *J. Ethnopharmacol.* 248, 112358. doi:10.1016/j.jep.2019.112358
66. Erukainure, O. L., Ijomone, O. M., Sanni, O., Aschner, M., and Islam, M. S. (2019). Type 2 Diabetes Induced Oxidative Brain Injury Involves Altered Cerebellar Neuronal Integrity and Elemental Distribution, and Exacerbated Nrf2 Expression: Therapeutic Potential of Raffia palm (Raphia Hookeri) Wine. *Metab. Brain Dis.* 34, 1385–1399. doi:10.1007/s11011-019-00444-x
67. Erukainure, O. L., Mopuri, R., Oyebode, O. A., Koorbanally, N. A., and Islam, M. S. (2017). Dacryodes Edulis Enhances Antioxidant Activities, Suppresses DNA Fragmentation in Oxidative Pancreatic and Hepatic Injuries; and Inhibits Carbohydrate Digestive Enzymes Linked to Type 2 Diabetes. *Biomed. Pharmacother.* 96, 37–47. doi:10.1016/j.biopha.2017.09.106
68. Erukainure, O. L., Oyebode, O. A., Ibeji, C. U., Koorbanally, N. A., and Islam, M. S. (2019). Vernonia Amygdalina Del. Stimulated Glucose Uptake in Brain Tissues Enhances Antioxidative Activities; and Modulates Functional Chemistry and Dysregulated Metabolic Pathways. *Metab. Brain Dis.* 34(3), 721–732. doi:10.1007/s11011-018-0363-7
69. Erukainure, O. L., Sanni, O., and Islam, M. S. (2018). Clerodendrum Volubile: Phenolics and Applications to Health, in: R. Watson, V. Preedy, and S. Zibadi (Eds.), *Polyphenols: Mechanisms of Action in Human Health and Disease.* Elsevier, Amsterdam, Netherlands. doi:10.1016/b978-0-12-813006-3.00006-4
70. Frisch, M., Trucks, G., Schlegel, H. B., Scuseria, G., Robb, M., Cheeseman, J., et al. (2009). *Gaussian 09, Revision D. 01.* Gaussian, Inc., Wallingford CT.
71. Fusar-Poli, P., Crippa, J. A., Bhattacharyya, S., Borgwardt, S. J., Allen, P., Martin-Santos, R., et al. (2009). Distinct Effects of Δ9-tetrahydrocannabinol and Cannabidiol on Neural Activation during Emotional Processing. *Arch. Gen. Psychiatr.* 66(1), 95–105. doi:10.1001/archgenpsychiatry.2008.519

72. Gancedo, J. M., and Gancedo, C. (1971). Fructose-1, 6-diphosphatase, Phosphofructokinase and Glucose-6-Phosphate Dehydrogenase from Fermenting and Non Fermenting Yeasts. *Arch. Mikrobiol.* 76(2), 132–138. doi:10.1007/BF00411787
73. García-Ayllón, M. S., Silveyra, M. X., Candela, A., Compañ, A., Clària, J., Jover, R., et al. (2006). Changes in Liver and Plasma Acetylcholinesterase in Rats with Cirrhosis Induced by Bile Duct Ligation. *Hepatology.* 43(3), 444–453.
74. García-Ayllón, M.-S., Millán, C., Serra-Basante, C., Bataller, R., and Sáez-Valero, J. (2012). Readthrough Acetylcholinesterase Is Increased in Human Liver Cirrhosis. *PLoS One.* 7(9), doi:e44598
75. Guzman, M. (2003). Cannabinoids: Potential Anticancer Agents. *Nat. Rev. Cancer* 3(10), 745. doi:10.1038/nrc1188
76. Hanson, M. A., Cherezov, V., Griffith, M. T., Roth, C. B., Jaakola, V.-P., Chien, E. Y., et al. (2008). A Specific Cholesterol Binding Site Is Established by the 2.8 Å Structure of the Human β2-adrenergic Receptor. *Structure.* 16(6), 897–905. doi:10.1016/j.str.2008.05.001
77. Hussein, N. A. E. M., El-Toukhy, M. A. E.-F., Kazem, A. H., Ali, M. E.-S., Ahmad, M. A. E.-R., Ghazy, H. M. R., et al. (2014). Protective and Therapeutic Effects of Cannabis Plant Extract on Liver Cancer Induced by Dimethylnitrosamine in Mice. *Alex. J. Med.* 50(3), 241–251. doi:10.1016/j.ajme.2014.02.003
78. Imano, E., Kanda, T., Nakatani, Y., Motomura, M., Arai, K., Matsuhisa, M., et al. (1999). Impaired Splanchnic and Peripheral Glucose Uptake in Liver Cirrhosis. *J. Hepatol.* 31(3), 469–473. doi:10.1016/s0168-8278(99)80039-7
79. Ismail, M., Hasan, H., El-Orfali, Y., Ismail, H., and Khawaja, G. (2018). Anti-inflammatory, Antioxidative, and Hepatoprotective Effects of Trans 9-tetrahydrocannabinol/sesame Oil on Adjuvant-Induced Arthritis in Rats. *Evid-based. Comp. Altern. Med.* 2018, 9365464. doi:10.1155/2018/9365464
80. Kakkar, P., Das, B., and Viswanathan, P. (1984). A Modified Spectrophotometric Assay of Superoxide Dismutase. *Indian J. Biochem. Biophys.* 21, 130–132.
81. Kawano, Y., and Cohen, D. E. (2013). Mechanisms of Hepatic Triglyceride Accumulation in Non-alcoholic Fatty Liver Disease. *J. Gastroenterol.* 48(4), 434–441. doi:10.1007/s00535-013-0758-5
82. Kim, Y. S., Lee, Y. M., Kim, H., Kim, J., Jang, D. S., Kim, J. H., et al. (2010). Anti-obesity Effect of Morus Bombycis Root Extract: Anti-lipase Activity and Lipolytic Effect. *J. Ethnopharmacol.* 130(3), 621–624. doi:10.1016/j.jep.2010.05.053
83. Kizil, M., Kizil, G., Yavuz, M., and Ceken, B. (2010). Protective Activity of Ethanol Extract of Three Achillea Species against Lipid Peroxidation, Protein Oxidation and DNA Damage In Vitro. *Acta Aliment.* 39(4), 457–470. doi:10.1556/aalim.39.2010.4.7
84. Kuddus, M., Ginawi, I. A., and Al-Hazimi, A. (2013). Cannabis sativa: An Ancient Wild Edible Plant of India. *Emir. J. Food Agric.* 25(10), 736–745. doi:10.9755/ejfa.v25i10.16400

85. Lu, Y., Zhuge, J., Wang, X., Bai, J., and Cederbaum, A. I. (2008). Cytochrome P450 2E1 Contributes to Ethanol-induced Fatty Liver in Mice. *Hepatology.* 47(5), 1483–1494. doi:10.1002/hep.22222
86. Luo, X., Wu, J., Jing, S., and Yan, L.-J. (2016). Hyperglycemic Stress and Carbon Stress in Diabetic Glucotoxicity. *Aging Dis.* 7(1), 90–110. doi:10.14336/AD.2015.0702
87. Madrigal-Santillán, E., Madrigal-Bujaidar, E., Álvarez-González, I., Sumaya-Martínez, M. T., Gutiérrez-Salinas, J., Bautista, M., et al. (2014). Review of Natural Products with Hepatoprotective Effects. *World J. Gastroenterol.* 20(40), 14787–14804.
88. Mahato, A. K., Bhattacharya, S., and Shanthi, N. (2011). Design, Synthesis and Glucose-6-Phosphatase Inhibitory Activity of Diaminoguanidine Analogues of 3-Guanidinopropionic Acid and Amino Substituted (Pyridin-2-Yl) Thiourea Derivatives. *J. Pharm. Sci. Res.* 3, 896–902.
89. Mahley, R. W., Pépin, J., Palaoğğlu, K. E., Malloy, M. J., Kane, J. P., and Bersot, T. P. (2000). Low Levels of High Density Lipoproteins in Turks, a Population with Elevated Hepatic Lipase: High Density Lipoprotein Characterization and Gender-specific Effects of Apolipoprotein E Genotype. *J. Lipid. Res.* 41(8), 1290–1301. doi:10.1016/s0022-2275(20)33437-4
90. Maritim, A., Sanders, R., and Watkins, J. (2003). Diabetes, Oxidative Stress, and Antioxidants: a Review. *J. Biochem. Mol. Toxicol.* 17(1), 24–38. doi:10.1002/jbt.10058
91. Melo, J. B., Agostinho, P., and Oliveira, C. R. (2003). Involvement of Oxidative Stress in the Enhancement of Acetylcholinesterase Activity Induced by Amyloid Beta-Peptide. *Neurosci. Res.* 45(1), 117–127. doi:10.1016/s0168-0102(02)00201-8
92. Merli, M., Leonetti, F., Riggio, O., Valeriano, V., Ribaudo, M. C., Sprati, F., et al. (1999). Glucose Intolerance and Insulin Resistance in Cirrhosis Are Normalized after Liver Transplantation. *Hepatology.* 30(3), 649–654. doi:10.1002/hep.510300306
93. Milic, S., Mikolasevic, I., Orlic, L., Devcic, E., Starcevic-Cizmarevic, N., Stimac, D., et al. (2016). The Role of Iron and Iron Overload in Chronic Liver Disease. *Med. Sci. Monit.* 22, 2144. doi:10.12659/msm.896494
94. Min, H.-K., Kapoor, A., Fuchs, M., Mirshahi, F., Zhou, H., Maher, J., et al. (2012). Increased Hepatic Synthesis and Dysregulation of Cholesterol Metabolism Is Associated with the Severity of Nonalcoholic Fatty Liver Disease. *Cell. Metab.* 15(5), 665–674. doi:10.1016/j.cmet.2012.04.004
95. Morris, G. M., Huey, R., Lindstrom, W., Sanner, M. F., Belew, R. K., Goodsell, D. S., et al. (2009). AutoDock4 and AutoDockTools4: Automated Docking with Selective Receptor Flexibility. *J. Comput. Chem.* 30(16), 2785–2791. doi:10.1002/jcc.21256
96. Musa, E., Jah Elnabi, M., Osman, E., and Dahab, M. (2012). Hepatoprotective and Toxicity Assessment of Cannabis sativa Seed Oil in Albino Rat. *Int. J. Chem. Biochem. Sci.* 1, 69–76.

97. Oboh, G., Olasehinde, T. A., and Ademosun, A. O. (2017). Inhibition of Enzymes Linked to Type-2 Diabetes and Hypertension by Essential Oils from Peels of orange and Lemon. *Int. J. Food Prop.* 20(Suppl. 1), S586–S594. doi:10.1080/10942912.2017.1303709
98. Oyebode, O. A., Erukainure, O. L., Ibeji, C. U., Koorbanally, N. A., and Islam, M. S. (2019). Phytochemical Constituents, Antioxidant and Antidiabetic Activities of Different Extracts of the Leaves, Stem and Root Barks of Alstonia Boonei: an *In Vitro* and In Silico Study. *Bot. Lett.* 166 (4), 444–456. doi:10.1080/23818107.2019.1624980
99. Oyedemi, S., Koekemoer, T., Bradley, G., van de Venter, M., and Afolayan, A. (2013). *In Vitro* anti-hyperglycemia Properties of the Aqueous Stem Bark Extract from Strychnos Henningsii (Gilg). *Int. J. Diabetes Develop. Countries.* 33(2), 120–127. doi:10.1007/s13410-013-0120-8
100. Pandit, A., Sachdeva, T., and Bafna, P. (2012). Drug-induced Hepatotoxicity: a Review. *J. Appl. Pharm. Sci.* 2(5), 233–243. doi:10.7324/japs.2012.2541
101. Ramar, K., Rosen, I., Kirsch, D., Chervin, R., Carden, K., Aurora, R., et al. (2018). American Academy of Sleep Medicine Board of Directors. Medical Cannabis and the Treatment of Obstructive Sleep Apnea: an American Academy of Sleep Medicine Position Statement. *J. Clin. Sleep Med.* 14(4), 679–681. doi:10.5664/jcsm.7070
102. Ren, Y., Liang, K., Jin, Y., Zhang, M., Chen, Y., Wu, H., et al. (2016). Identification and Characterization of Two Novel α-glucosidase Inhibitory Oligopeptides from Hemp (Cannabis sativa L.) Seed Protein. *J. Funct. Foods* 26, 439–450. doi:10.1016/j.jff.2016.07.024
103. Riggio, O., Merli, M., Cangiano, C., Capocaccia, R., Cascino, A., Lala, A., et al. (1982). Glucose Intolerance in Liver Cirrhosis. *Metabolism.* 31(6), 627–634. doi:10.1016/0026-0495(82)90103-2
104. Rishi, G., and Subramaniam, V. N. (2017). The Liver in Regulation of Iron Homeostasis. *Am. J. Physiol. Gastrointest. Liver Physiol.* 313(3), G157–G165. doi:10.1152/ajpgi.00004.2017
105. Russo, E. (2005). Cannabis in India: Ancient Lore and Modern Medicine, in: R. Mechoulam (Ed.) *Cannabinoids as Therapeutics*. Springer, New York, US, pp. 1–22.
106. Ryz, N. R., Remillard, D. J., and Russo, E. B. (2017). Cannabis Roots: a Traditional Therapy with Future Potential for Treating Inflammation and Pain. *Cannabis Cannabinoid Res.* 2(1), 210–216. doi:10.1089/can.2017.0028
107. Salau, V. F., Erukainure, O. L., Ibeji, C. U., Olasehinde, T. A., Koorbanally, N. A., and Islam, M. S. (2019). Ferulic Acid Modulates Dysfunctional Metabolic Pathways and Purinergic Activities, while Stalling Redox Imbalance and Cholinergic Activities in Oxidative Brain Injury. *Neurotox. Res.*, 37. doi:10.1007/s12640-019-00099-7
108. Sanner, M. F. (1999). Python: a Programming Language for Software Integration and Development. *J. Mol. Graph. Model.* 17(1), 57–61.
109. Sanni, O., Erukainure, O. L., Chukwuma, C. I., Koorbanally, N. A., Ibeji, C. U., and Islam, M. S. (2019). Azadirachta indica Inhibits Key Enzyme Linked to Type 2 Diabetes *In Vitro*, Abates Oxidative Hepatic Injury and Enhances

Muscle Glucose Uptake *Ex Vivo. Biomed. Pharmacother.* 109, 734–743. doi:10.1016/j.biopha.2018.10.171

110. Sanni, O., Erukainure, O. L., Oyebode, O. A., Koorbanally, N. A., and Islam, M. S. (2018). Concentrated Hot Water-Infusion of Phragmanthera Incana Improves Muscle Glucose Uptake, Inhibits Carbohydrate Digesting Enzymes and Abates Fe^{2+}-Induced Oxidative Stress in Hepatic Tissues. *Biomed. Pharmacother.* 108, 417–423. doi:10.1016/j.biopha.2018.09.014

111. Seif, H. S. A. (2016). Physiological Changes Due to Hepatotoxicity and the Protective Role of Some Medicinal Plants. *Beni-Suef Univ. J. Basic Appl. Sci.* 5(2), 134–146. doi:10.1016/j.bjbas.2016.03.004

112. Shaked, I., Meerson, A., Wolf, Y., Avni, R., Greenberg, D., Gilboa-Geffen, A., et al. (2009). MicroRNA-132 Potentiates Cholinergic Anti-inflammatory Signaling by Targeting Acetylcholinesterase. *Immunity.* 31(6), 965–973. doi:10.1016/j.immuni.2009.09.019

113. Shi, Y., Pizzini, J., Wang, H., Das, F., Abdul Azees, P. A., Ghosh Choudhury, G., et al. (2021). β2-Adrenergic Receptor Agonist Induced Hepatic Steatosis in Mice: Modeling Nonalcoholic Fatty Liver Disease in Hyperadrenergic States. *Amer. J. Physiol. Endocrin. Metab.* 321(1), E90–E104. doi:10.1152/ajpendo.00651.2020

114. Sun, X., Han, L., Seth, P., Bian, S., Li, L., Csizmadia, E., et al. (2013). Disordered Purinergic Signaling and Abnormal Cellular Metabolism Are Associated with Development of Liver Cancer in Cd39/ENTPD1 Null Mice. *Hepatology.* 57(1), 205–216. doi:10.1002/hep.25989

115. Sunny, N. E., Parks, E. J., Browning, J. D., and Burgess, S. C. (2011). Excessive Hepatic Mitochondrial TCA Cycle and Gluconeogenesis in Humans with Nonalcoholic Fatty Liver Disease. *Cel. Metab.* 14(6), 804–810. doi:10.1016/j.cmet.2011.11.004

116. Teimouri, F., Amirkabirian, N., Esmaily, H., Mohammadirad, A., Aliahmadi, A., and Abdollahi, M. (2006). Alteration of Hepatic Cells Glucose Metabolism as a Non-cholinergic Detoxication Mechanism in Counteracting Diazinon-Induced Oxidative Stress. *Hum. Exp. Toxicol.* 25(12), 697–703. doi:10.1177/0960327106075064

117. Tsikas, D. (2005). Review Methods of Quantitative Analysis of the Nitric Oxide Metabolites Nitrite and Nitrate in Human Biological Fluids. *Free Rad. Res.* 39(8), 797–815. doi:10.1080/10715760500053651

118. UNODC. (2012). Cannabis: A Short Review. https://www.unodc.org/documents/drug-prevention-and-treatment/cannabis_review.pdf. (Accessed November 12 2019).

119. Whiting, P. F., Wolff, R. F., Deshpande, S., Di Nisio, M., Duffy, S., Hernandez, A. V., et al. (2015). Cannabinoids for Medical Use: a Systematic Review and Meta-Analysis. *JAMA* 313(24), 2456–2473. doi:10.1001/jama.2015.6358

120. Yang, B., Hao, F., Li, J., Chen, D., and Liu, R. (2013). Binding of Chrysoidine to Catalase: Spectroscopy, Isothermal Titration Calorimetry and Molecular Docking Studies. *J. Photochem. Photobiol. Biol.* 128, 35–42. doi:10.1016/j.jphotobiol.2013.08.006

121. Zhu, R., Wang, Y., Zhang, L., and Guo, Q. (2012). Oxidative Stress and Liver Disease. *Hepatol. Res.h* 42(8), 741–749. doi:10.1111/j.1872-034X.2012.00996.x
122. Anavi-Goffer S, Baillie G, Irving AJ, et al. Modulation of L-α-lysophosphatidylinositol / GPR55 mitogen-activated protein kinase (MAPK) signaling by cannabinoids. J Biol Chem. 2012;287:91–104.
123. Borgelt LM, Franson KL, Nussbaum AM, Wang GS. The pharmacologic and clinical effects of medical cannabis. Pharmacotherapy. 2013;33(2):195–209.
124. Bridgeman MB, Abazia DT. Medicinal cannabis: history, pharmacology, and implications for the acute care setting. P T. 2017;42(3):180.
125. Brown AJ. Novel cannabinoid receptors. Br J Pharmacol. 2007;152(5):567–75.
126. Buggy Y, Cornelius V, Wilton L, Shakir SA. Risk of depressive episodes with rimonabant: a before and after modified prescription event monitoring study conducted in England. Drug Saf. 2011;34:501–9.
127. Chakrabarti B, Persico A, Battista N, Maccarrone M. Endocannabinoid signaling in autism. Neurotherapeutics. 2015;12(4):837–47.
128. Christopoulou FD, Kiortsis DN. An overview of the metabolic effects of rimonabant in randomized controlled trials: potential for other cannabinoid 1 receptor blockers in obesity. J Clin Pharm Ther. 2011;36:10–8.
129. Cluny NL, Keenan CM, Reimer RA, Le Foll B, Sharkey KA. Prevention of diet - induced obesity effects on body weight and gut microbiota in mice treated chronically with Δ9-tetrahydrocannabinol. PLoS One. 2015;10(12):e0144270.
130. De Petrocellis L, Ligresti A, Moriello AS, Allarà M, Bisogno T, Petrosino S, et al. Effects of cannabinoids and cannabinoid-enriched cannabis extracts on TRP channels and endocannabinoid metabolic enzymes. Br J Pharmacol. 2011;163:1479–94.
131. Englund A, Atakan Z, Kralj A, Tunstall N, Murray R, Morrison P. The effect of fiveday dosing with THCV on THC-induced cognitive, psychological and physiological effects in healthy male human volunteers: a placebo-controlled, double-blind, crossover pilot trial. J Psychopharmacol. 2015;30(2):140–51. doi./10.1177/0269881115615104.
132. Gill EW, Paton WDM, Pertwee RG. Preliminary experiments on the chemistry and pharmacology of cannabis. Nature. 1970;228:134–6.
133. Grant I, Atkinson JH, Gouaux B, Wilsey B. Medical marijuana: clearing away the smoke. Open Neurol J. 2012;6:18–25.
134. Hill KP. Medical marijuana for treatment of chronic pain and other medical and psychiatric problems: a clinical review. JAMA. 2015;313(24):2474–83.
135. Jadoon KA, Ratcliffe SH, Barrett DA, Thomas EL, Stott C, Bell JD, O'Sullivan SE, Tan GD. Efficacy and safety of cannabidiol and tetrahydrocannabivarin on glycemic and lipid parameters in patients with type 2 diabetes: a randomized, double-blind, placebo-controlled, parallel group pilot study. Diabetes Care. 2016;39(10):1777–86.
136. Jager G, Witkamp RF. The endocannabinoid system and appetite: relevance for food reward. Nutr Res Rev. 2014;27(1):172–85.

137. Jarrett M, Limebeer C, Parker L. Effect of Δ9-tetrahydrocannabinol on sucrose palatability as measured by the taste reactivity test. Physiol Behav. 2005;86(4):475–9. https://doi.org/10.1016/j.physbeh.2005.08.033.
138. Le Foll B, Gorelick DA, Goldberg SR. The future of endocannabinoid - oriented clinical research after CB1 antagonists. Psychopharmacology (Berl). 2009;205:171–4.
139. McPartland JM, Duncan M, Di Marzo V, Pertwee RG. Are cannabidiol and Δ(9)-tetrahydrocannabivarin negative modulators of the endocannabinoid system? A systematic review. Br J Pharmacol. 2015;172(3):737–53.
140. Muniyappa R, Sable S, Ouwerkerk R, Mari A, Gharib AM, Walter M, Courville A, Hall G, Chen KY, Volkow ND, Kunos G. Metabolic effects of chronic cannabis smoking. Diabetes Care. 2013;36(8):2415–22.
141. Pertwee RG. The diverse CB1 and CB2 receptor pharmacology of three plant cannabinoids: delta-9 tetrahydrocannabinol, cannabidiol and delta-9-tetrahydrocannabivarin. Br J Pharmacol. 2008;153(2):199–215.
142. Pertwee RG, Thomas A, Stevenson LA, et al. The psychoactive plant cannabinoid, Delta 9-tetrahydrocannabinol, is antagonized by Delta 8- and Delta 9-tetrahydrocannabivarin in mice in vivo. Br J Pharmacol. 2007;150:586–94.
143. Ravinet-Trillou C, Delgorge C, Menet C, Arnone M, Soubrie P. CB1 cannabinoid receptor knockout in mice leads to leanness, resistance to diet-induced obesity and enhanced leptin sensitivity. Int J Obes Relat Metab Disord. 2004;28(4):640–8.
144. Riedel G, Fadda P, McKillop-Smith S, Pertwee RG, Platt B, Robinson L. Synthetic and plant-derived cannabinoid receptor antagonists show hypophagic properties in fasted and non-fasted mice. Br J Pharmacol. 2009;156:1154-66.
145. Solinas M, Goldberg SR, Piomelli D. The endocannabinoid system in brain reward processes. Br J Pharmacol. 2008;154:369–83. https://doi.org/10.1038/bjp.2008.130.
146. Thomas A, Stevenson LA, Wease KN, Price MR, Baillie G, Ross RA, Pertwee RG. Evidence that the plant cannabinoid D9-tetrahydrocannabivarin is a cannabinoid CB1 and CB2 receptor antagonist. Br J Pharmacol. 2005;146:917–26.
147. Tudge L, Williams C, Cowen PJ, McCabe C. Neural effects of cannabinoid CB1 neutral antagonist tetrahydrocannabivarin on food reward and aversion in healthy volunteers. Int J Neuropsychopharmacol. 2015;18(6):1–9.
148. Wargent ET, Zaibi MS, Silvestri C, Hislop DC, Stocker CJ, Stott CG, Guy GW, Duncan M, Di Marzo V, Cawthorne MA. The cannabinoid D(9)-tetrahydrocannabivarin (THCV) ameliorates insulin sensitivity in two mouse models of obesity. Nutr Diabetes. 2013;3(5):e68.
149. Amin MR, Ali DW. Pharmacology of Medical Cannabis. Adv Exp Med Biol. 2019;1162:151-165
150. Pertwee, R. G., Huestis, M. A., & Smith, M. L. (2014). Cannabinoid Pharmacokinetics and Disposition in Alternative Matrices. In Handbook of cannabis: Edited by Roger G. Pertwee.

151. Jenny L. Wiley and James J. Burston. Sex Differences in Δ9-Tetrahydrocannabinol Metabolism and In Vivo Pharmacology Following Acute and Repeated Dosing in Adolescent Rats. Neurosci Lett. 2014 Jul 25; 576: 51–55.
152. Pomahacova, B., Van der Kooy, F., & Verpoorte, R. (2009). Cannabis smoke condensate III: The cannabinoid content of vaporised Cannabis sativa. Inhalation Toxicology, 21(13), 1108-1112. doi:10.3109/08958370902748559
153. Karschner, E. L., Darwin, W. D., McMahon, R. P., Liu, F., Wright, S., Goodwin, R. S., & Huestis, M. A. (2011). Subjective and Physiological Effects After Controlled Sativex and Oral THC Administration. Clinical Pharmacology & Therapeutics, 89(3), 400-407. doi:10.1038/clpt.2010.318
154. Hazekamp, Arno, et al. "Cannabis tea revisited: a systematic evaluation of the cannabinoid composition of cannabis tea." Journal of ethnopharmacology 113.1 (2007): 85-90.
155. Romano, L., & Hazekamp, A. (2018). An overview of galenic preparation methods for medicinal cannabis. Current Bioactive Compounds, 14. doi:10.2174/1573407214666180612080412
156. Hazekamp, A., Ware, M. A., Muller-Vahl, K. R., Abrams, D., & Grotenhermen, F. (2013). The Medicinal Use of Cannabis and Cannabinoids—An International Cross-Sectional Survey on Administration Forms. Journal of Psychoactive Drugs, 45(3), 199-210. doi:10.1080/02791072.2013.805976
157. Whittle, Brian A., Geoffrey W. Guy, and Philip Robson. "Prospects for new cannabis-based prescription medicines." Journal of Cannabis Therapeutics 1.3-4 (2001): 183-205.
158. Deutsch, Howard M., Keith Green, and Leon H. Zalkow. "Isolation of ocular hypotensive agents from Cannabis sativa." The Journal of Clinical Pharmacology 21.S1 (1981): 479S-485S.
159. Elsohly, M. A., Little, T. L., Jr., Hikal, A., Harland, E. and others. (1991). Rectal bioavailability of delta-9-tetrahydrocannabinol from various esters. Pharmacol.Biochem.Behav. 40: 497-502.

www.ingramcontent.com/pod-product-compliance
Lightning Source LLC
Chambersburg PA
CBHW062215220526
45471CB00009B/3210